国家卫生健康委员会基层卫生健康司　指导

国家基本公共卫生服务项目

国家基层糖尿病防治
管理指南和配套手册（2022）

主编　贾伟平

中 华 医 学 会 糖 尿 病 学 分 会
国 家 基 本 公 共 卫 生 服 务 项 目　　组织编写
基 层 糖 尿 病 防 治 管 理 办 公 室
上海交通大学医学院附属第六人民医院

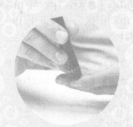

人民卫生出版社
·北 京·

版权所有，侵权必究！

图书在版编目（CIP）数据

国家基层糖尿病防治管理指南和配套手册 . 2022 /
贾伟平主编 . —北京：人民卫生出版社，2023.6（2025.8重印）
ISBN 978-7-117-34834-8

Ⅰ. ①国… Ⅱ. ①贾… Ⅲ. ①糖尿病–防治–手册
Ⅳ. ①R587.1-62

中国国家版本馆 CIP 数据核字（2023）第 094584 号

人卫智网	www.ipmph.com	医学教育、学术、考试、健康，购书智慧智能综合服务平台
人卫官网	www.pmph.com	人卫官方资讯发布平台

国家基层糖尿病防治管理指南和配套手册(2022)
Guojia Jiceng Tangniaobing Fangzhi
Guanli Zhinan he Peitao Shouce (2022)

主　　编：贾伟平
出版发行：人民卫生出版社（中继线 010-59780011）
地　　址：北京市朝阳区潘家园南里 19 号
邮　　编：100021
E - mail：pmph @ pmph.com
购书热线：010-59787592　010-59787584　010-65264830
印　　刷：北京盛通数码印刷有限公司
经　　销：新华书店
开　　本：787×1092　1/32　　印张：6
字　　数：125 千字
版　　次：2023 年 6 月第 1 版
印　　次：2025 年 8 月第 7 次印刷
标准书号：ISBN 978-7-117-34834-8
定　　价：35.00 元

打击盗版举报电话：010-59787491　E-mail：WQ @ pmph.com
质量问题联系电话：010-59787234　E-mail：zhiliang @ pmph.com
数字融合服务电话：4001118166　E-mail：zengzhi @ pmph.com

国家基层糖尿病防治管理指南（2022）

编者

贾伟平	上海交通大学医学院附属第六人民医院
朱大龙	南京大学医学院附属鼓楼医院
纪立农	北京大学人民医院
陈　丽	山东大学齐鲁医院
许樟荣	中国人民解放军战略支援部队特色医学中心
邹大进	上海市第十人民医院
郭立新	北京医院
姬秋和	空军军医大学西京医院
高　鑫	复旦大学附属中山医院
包玉倩	上海交通大学医学院附属第六人民医院
李　红	浙江大学医学院附属邵逸夫医院
李　红	昆明医科大学第一附属医院
刘　静	甘肃省人民医院
周　健	上海交通大学医学院附属第六人民医院

杨叔禹　厦门大学附属第一医院
蔡　淳　上海交通大学医学院附属第六人民医院
宋　君　同济大学附属东方医院
赵能江　厦门大学附属第一医院
董燕敏　天津市社区卫生协会
吴　浩　首都医科大学全科医学与继续教育学院
高运生　北京市社区卫生协会
王宏刚　河南省郑州市卫生健康委员会
王　岚　浙江省杭州市拱墅区天水武林街道社区卫生服务中心
王月环　江苏省常州市钟楼区五星街道社区卫生服务中心
白　泽　山西省太原市杏花岭区敦化坊社区卫生服务中心
张亚兰　北京市朝阳区南磨房社区卫生服务中心
蔡富田　江西省上饶市万年县梓埠中心卫生院
邓　云　广东省广州市黄埔区夏港街社区卫生服务中心
韩胜红　湖北省疾病预防控制中心
李树芬　云南省玉溪市红塔区玉兴街道北苑社区卫生服务中心
李　杨　重庆市九龙坡区石桥铺街道社区卫生服务中心
史　玲　上海市普陀区卫生健康事务管理中心
孙维章　甘肃省敦煌市转渠口镇中心卫生院
隗学玲　山东省济南市历下区十亩园社区卫生服务中心
张　玲　四川省成都市武侯区红牌楼社区卫生服务中心
张晓宇　西安市疾病预防控制中心

国家基层糖尿病防治管理手册（2022）

编者

贾伟平	上海交通大学医学院附属第六人民医院
许樟荣	中国人民解放军战略支援部队特色医学中心
高　鑫	复旦大学附属中山医院
包玉倩	上海交通大学医学院附属第六人民医院
李　红	浙江大学医学院附属邵逸夫医院
李　红	昆明医科大学第一附属医院
刘　静	甘肃省人民医院
孙子林	东南大学附属中大医院
周　健	上海交通大学医学院附属第六人民医院
杨叔禹	厦门大学附属第一医院
蔡　淳	上海交通大学医学院附属第六人民医院
宋　君	同济大学附属东方医院
赵能江	厦门大学附属第一医院
董燕敏	天津市社区卫生协会

吴　浩　首都医科大学全科医学与继续教育学院
史　玲　上海市普陀区卫生健康事务管理中心
王月环　江苏省常州市钟楼区五星街道社区卫生服务中心
王　岚　浙江省杭州市拱墅区天水武林街道社区卫生服务
　　　　中心

国家基层糖尿病防治管理指南（2022）

国家基层糖尿病防治管理手册（2022）

执笔专家

蔡　淳　上海交通大学医学院附属第六人民医院
宋　君　同济大学附属东方医院
李　红　浙江大学医学院附属邵逸夫医院
周　健　上海交通大学医学院附属第六人民医院

秘书组

蔡　淳　上海交通大学医学院附属第六人民医院
宋　君　同济大学附属东方医院
刘月星　上海交通大学医学院附属第六人民医院
黄　珏　上海交通大学医学院附属第六人民医院
杨春光　上海交通大学医学院附属第六人民医院
叶小琦　上海交通大学医学院附属第六人民医院
余　蓉　上海交通大学医学院附属第六人民医院

目　录

第一部分　国家基层糖尿病
防治管理指南（2022）

目录

第二部分　国家基层糖尿病 防治管理手册（2022）

第一部分

国家基层糖尿病防治管理指南（2022）

重 要 声 明

适用

《国家基层糖尿病防治管理指南(2022)》(以下简称《指南》)适用于基层医疗卫生机构的医务工作者。

本指南适用于基层医疗卫生机构,包括社区卫生服务中心(站)、乡镇卫生院、村卫生室等。

管理对象

年龄≥18 岁的 2 型糖尿病患者。

解释权

中华医学会糖尿病学分会和国家基层糖尿病防治管理办公室对本指南具有解释权。

修订期限

2018 年 12 月第 1 版发布,常规每 3 年修订一次。

《指南》获取

中华医学会糖尿病学分会官网(www.diab.net.cn)

国家基层糖尿病防治管理指南培训平台(www.jctnb.org.cn)

国家基层糖尿病防治管理办公室

地址:上海交通大学医学院附属第六人民医院,上海市宜山路 600 号

邮编:200233   邮箱:ggwsoffice@163.com

第一章

《指南》制定说明

一、制定目的

　　我国是世界上糖尿病患者最多的国家。近年来我国成人糖尿病患病率持续上升,已高达11.9%,且发病日趋年轻化,农村人群患病率快速增长。糖尿病可以导致视网膜、肾脏、神经系统和心脑血管系统的损伤,是我国导致失明、肾衰竭、心脑血管事件和截肢的主要病因,疾病负担沉重。然而,糖尿病可防可控,糖尿病的早期发现和综合管理可以预防和控制糖尿病并发症,降低糖尿病的致残率和早死率。

　　糖尿病是国家实施综合防治管理策略的主要慢性病之一。2009年起,糖尿病健康管理工作作为国家基本公共卫生服务项目在全国推广实施;2015年起,国家将糖尿病作为分级诊疗首批试点疾病,依托家庭医生签约制度推动糖尿病患者的基层首诊、基本诊疗和防治管理。然而,我国糖尿病的防治管理仍然面临巨大挑战。《中国慢性病及危险因素监测报告 2018》数据显示,全国糖尿病知晓率、治疗率和控制率分别为 38.0%、34.1% 和 33.1%,基层糖尿病防治任务艰巨,防治能力和健康管理的同质化水平亟待提高。为了指导基层医务人员为居民提供综合性、连续性的糖尿病健康管理服务,国家卫生健康委员会基层卫生健康司委托中华医学会成立国家基层糖尿病防治管理办公室,组织糖尿病相关领域及基层医疗卫生专家共同制定本指南。

二、制 定 原 则

　　本指南根据国家发布的糖尿病防治管理工作规范要求,参考临床指南,并根据我国基层糖尿病防治的实际情况制定,可操作性强,诊疗方案有循证医学依据,有助于逐步实现基层糖尿病防治管理工作的同质化与规范化。

三、制 定 范 畴

　　本指南适用于基层医疗卫生机构医务人员。管理人群包括辖区内 18 岁及以上的 2 型糖尿病患者。本指南主要内容包括管理基本要求、健康管理流程、诊断、治疗、急性并发症的识别与处理、慢性并发症检查、中医药防治、转诊及健康管理。本指南将辅以《国家基层糖尿病防治管理手册（2022）》（以下简称《手册》）。《手册》对指南涉及的推荐内容进行了详细说明,提供推荐依据,扩展相关临床知识。

第二章

管理基本要求

一、组建管理团队

依托家庭医生制度建设,基层医疗卫生机构成立由家庭医生、护士、公共卫生人员等组成的服务团队,发挥团队作用,与二级及以上医疗卫生机构专科医师分工协作,为居民提供糖尿病管理的整合性服务。有条件的基层医疗卫生机构可以配备中医师/中西医结合医师、药师、健康管理师、体育运动指导员、心理咨询师、社(义)工等。团队中的医生应为经国家统一培训合格的医务人员。基层医疗卫生机构结合团队服务绩效,建立并完善相应的激励机制。

二、配置基本设备

（一）社区卫生服务中心、乡镇卫生院

1. **必备设备** 身高体重计、测量腰围的软尺、血压计、便携式血糖仪、生化分析仪、尿常规分析仪、128Hz 音叉、10g 尼龙单丝、叩诊锤、视力表。

2. **其他应配备设备** 血常规分析仪、心电图机。有条件的机构可配备糖化血红蛋白 A1c（glycosylated hemoglobin A1c，HbA1c）检测仪、眼底镜、免散瞳眼底照相机、持续葡萄糖监测仪，鼓励配备通过信息系统实现数据实时上传的检测设备等。

（二）社区卫生服务站、村卫生室

社区卫生服务站、村卫生室应至少配备身高体重计、测量腰围的软尺、便携式血糖仪、血压计、视力表等。

三、保障基本药物

基层医疗卫生机构应配备下述 5 大类降糖基本药物，即二甲双胍、胰岛素促泌剂、α- 糖苷酶抑制剂、噻唑烷二酮类（thiazolidinediones，TZDs）药物和胰岛素。

有条件的基层医疗机构可配备二肽基肽酶Ⅳ抑制剂（dipeptidyl peptidase Ⅳ inhibitor，DPP 4i）、钠 - 葡萄糖共转运蛋白 2 抑制剂（sodium-glucose cotransporter 2 inhibitor，SGLT-

2i）、胰高血糖素样肽 -1 受体激动剂（glucagon like peptide 1 receptor agonist，GLP-1RA）。有条件的基层医疗机构还可配制中药饮片、中成药。

四、服务要求

根据《国家基本公共卫生服务规范（第三版）》《糖尿病分级诊疗服务技术方案》（国卫办医函〔2015〕1026 号）等文件要求，基层医疗卫生机构向居民提供糖尿病健康管理服务。结合家庭医生签约服务制度，为患者提供全方位、连续性、负责式、医防融合的健康管理服务。与上级医院建立协作机制，实现双向转诊。

第三章

健康管理流程

　　基层医疗卫生机构应承担糖尿病的健康教育、筛查、诊断、治疗及健康管理工作，识别出不适合在基层医疗卫生机构诊治的糖尿病患者并及时转诊。管理的目标是血糖、血压、血脂综合控制达标，减少或延缓并发症的发生，降低致残率和早死率。基层糖尿病健康管理流程如图 1-1 所示。

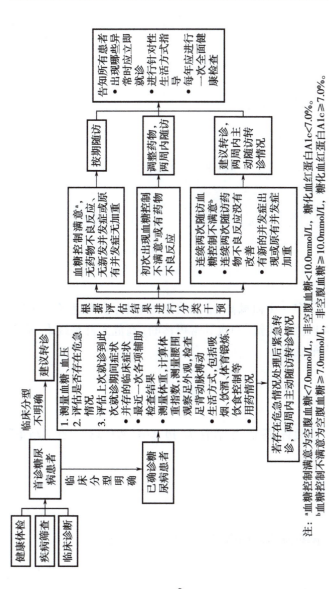

图 1-1　基层糖尿病健康管理流程图

注：[a]血糖控制满意为空腹血糖<7.0mmol/L，非空腹血糖<10.0mmol/L，糖化血红蛋白A1c<7.0%；
[b]血糖控制不满意为空腹血糖≥7.0mmol/L，非空腹血糖≥10.0mmol/L，糖化血红蛋白A1c≥7.0%。

第四章

诊疗关键点

一、糖尿病诊断

三多一少血糖高,症状典型易诊断;多数患者无症状,化验检测是关键,两次异常可诊断;高危人群是线索,莫忘筛查早发现。

二、糖尿病治疗

行教育,勤监测,管住嘴,迈开腿,药莫忘。"五驾马车"驾驭好。

三、糖尿病管理

降糖降压加调脂,"三高共管"同实现。

四、糖尿病转诊

发病较紧急,临床分型难,血糖控制差,并发症严重。

第五章

糖尿病诊断

一、诊断标准

（一）高血糖状态分类

高血糖状态分类如表 1-1 所示。

表 1-1　高血糖状态分类（WHO 1999 年标准）

糖代谢分类	静脉血浆葡萄糖 /（mmol·L^{-1}）	
	空腹	OGTT 2 小时
IFG	6.1~<7.0	<7.8
IGT	<7.0	7.8~<11.1
糖尿病	≥7.0	≥11.1

注：1. WHO（world health organization）为世界卫生组织；2. OGTT（oral glucose tolerance test）为口服葡萄糖耐量试验（方法如附件 1-1）；3. IFG（impaired fasting glucose）为空腹血糖受损；4. IGT（impaired glucose tolerance）为糖耐量减低；5. IFG 和 IGT 统称为糖调节受损，也称糖尿病前期。

（二）糖尿病诊断标准

糖尿病诊断标准如表 1-2 所示。

表 1-2　糖尿病诊断标准

诊断标准	静脉血浆葡萄糖或 HbA1c 水平
典型糖尿病症状	
加上随机血糖	≥11.1mmol/L
或加上空腹血糖	≥7.0mmol/L
或加上 OGTT 2 小时血糖	≥11.1mmol/L
或加上 HbA1c	≥6.5%
无糖尿病典型症状者，须改日复查确认	

注：典型糖尿病症状包括烦渴多饮、多尿、多食、不明原因体重下降。随机血糖指不考虑上次用餐时间，一天中任意时间的血糖，不能用来诊断空腹血糖受损或糖耐量减低，随机血糖≥11.1mmol/L 适用于协助诊断具有典型糖尿病症状的患者。空腹状态指至少 8 小时没有进食。OGTT 为口服葡萄糖耐量试验。HbA1c 为糖化血红蛋白 A1c，推荐在采用标准化检测方法且有严格质量控制（美国国家糖化血红蛋白标准化计划、中国糖化血红蛋白一致性研究计划）的医疗机构检测，可以将 HbA1c≥6.5% 作为糖尿病的补充诊断标准。急性感染、创伤或其他应激情况下可出现暂时性血糖升高，不能以此时的血糖值诊断糖尿病，须在应激消除后复查，再确定糖代谢状态。

二、分　　型

我国目前采用 WHO1999 年糖尿病病因学分型体系，将糖尿病分为四种类型，即 1 型糖尿病、2 型糖尿病、特殊类型糖尿病和妊娠期糖尿病，其中 2 型糖尿病是临床最常

见类型，2 型糖尿病与 1 型糖尿病的主要鉴别要点如表 1-3
所示。

表 1-3　2 型糖尿病与 1 型糖尿病主要鉴别要点

项目	2 型糖尿病	1 型糖尿病
起病方式	缓慢而隐匿	多急剧，少数缓慢
起病时体重	多超重或肥胖	多正常或消瘦
三多一少症状	不典型或无症状	常典型
酮症或酮症酸中毒	倾向小	倾向大
C 肽释放试验	峰值延迟或不足	低下或缺乏
自身免疫标记[a]	阴性	阳性支持，阴性不能排除
治疗	生活方式、口服或注射类降糖药	依赖外源性胰岛素
相关的自身免疫病	并存概率低	并存概率高

注：[a] 包括谷氨酸脱羧酶抗体（glutamic acid decarboxylase antibody，GADA）、胰岛细胞抗体（islet cell antibody，ICA）、人胰岛细胞抗原 2 抗体（islet cell antigen 2 antibody，IA-2A）、锌转运体 8 抗体（zinc transporter 8 antibody，ZnT8A）等。

　　本指南管理对象为年龄≥18 岁的 2 型糖尿病患者，对初次发现血糖异常，临床分型不明确者应及时转诊。

三、血　糖　检　测

（一）检测方式

　　血糖检测方式主要包括静脉血浆血糖测定、毛细血管血糖测定、HbA1c 测定、糖化白蛋白（glycated albumin，GA）测定，如表 1-4 所示。

表 1-4　血糖检测方式及临床应用

检测方式		临床应用
静脉血浆血糖	空腹血糖	诊断糖尿病的依据
	糖负荷后血糖	
	随机血糖	
毛细血管血糖		可快速检测血糖，为临床诊断及治疗提供参考，是自我血糖监测的主要手段
糖化血红蛋白 A1c		反映既往 2~3 个月血糖控制状况，临床决定是否需要调整治疗的重要依据，也可以作为糖尿病诊断的依据之一
糖化白蛋白		反映检测前 2~3 周的平均血糖，评价患者短期糖代谢控制情况

（二）检测仪器及方法

便携式血糖仪应符合国家标准（GB/T19634—2005），并应定期校准。有条件的医疗机构应参加卫生部门组织的实验室间质量评价。测定静脉血浆葡萄糖时应尽可能 2 小时内分离血浆和送检，以减少葡萄糖酵解对测定值的影响。葡萄糖检测方法参照卫生行业标准（WS/T350—2011）。HbA1c 分析仪及检测方法应符合卫生行业标准（WS/T461—2015）。

（三）毛细血管血糖检测规范流程

1. 测试前的准备

（1）检查试纸条和质控品贮存是否恰当。

（2）检查试纸条的有效期及调码（如需要）是否符合。

（3）清洁血糖仪。

（4）检查质控品有效期。

2. 毛细血管血糖检测

（1）用75%乙醇擦拭采血部位，待干后进行皮肤穿刺。

（2）通常采集指腹侧面等末梢毛细血管全血进行检测，水肿或感染的部位不宜采用。在紧急时可在耳垂处采血。

（3）皮肤穿刺后，弃去第一滴血液，将第二滴血液置于试纸上指定区域。

（4）严格按照仪器制造商提供的操作说明书要求和操作规程进行检测。

（5）测定结果的记录包括被测试者姓名，测定日期、时间、结果、单位，检测者签名等。

（6）使用后的针头应置于专用医疗废物锐器盒内，按医疗废物处理。

四、筛　　查

对发现的2型糖尿病高危人群（附件1-2）进行有针对性的健康教育，建议其每年至少测量1次空腹血糖，并接受医务人员的健康指导。其中糖尿病前期的患者,建议其每半年检测一次血糖,每年到医院进行一次糖尿病诊断。

在糖尿病高危人群中开展空腹血糖筛查是简便易行的糖尿病筛查方法,宜作为常规的筛查方法,但有漏诊的可能性。条件允许行 OGTT 测空腹血糖和糖负荷后 2 小时血糖。具体筛查方法详见《手册》。

五、评　　估

目的是评估糖尿病病情及并发症发生风险,是确定糖尿病治疗策略的基础。初诊时及以后每年建议评估一次。评估内容包括病史、体格检查及辅助检查等。

(一)病史

要详细询问糖尿病、并发症和伴随疾病的临床症状;了解既往治疗方案和血糖控制情况;了解既往高血压、心脑血管疾病、血脂异常等合并症情况;了解糖尿病家族史情况;了解生活方式,包括吸烟、饮酒、运动、饮食情况等。

(二)体格检查

身高,体重,计算体重指数(body mass index, BMI),腰围,血压,128Hz 音叉震动觉检查,10g 尼龙单丝压力觉检查,踝反射,足外观,足背动脉搏动及视力等。

(三)辅助检查

空腹血糖,餐后 2 小时血糖,甘油三酯(triglyceride, TG),

总胆固醇（total cholesterol, TC），低密度脂蛋白胆固醇（low-density lipoprotein cholesterol, LDL-C），高密度脂蛋白胆固醇（high-density lipoprotein cholesterol, HDL-C），肝肾功能、尿常规、心电图和神经病变相关检查等。如有条件者推荐做 HbA1c, GA, 尿白蛋白/肌酐比值（urinary albumin-to-creatinine ratio, UACR），眼底检查等。

第六章

糖尿病治疗

一、治 疗 原 则

糖尿病的治疗应遵循综合管理原则,包括控制高血糖、高血压、血脂异常、超重肥胖、高凝状态等心血管多重危险因素,在生活方式干预的基础上进行必要的药物治疗,以提高糖尿病患者的生存质量和延长预期寿命。根据患者的年龄、病程、预期寿命、并发症或合并症病情严重程度等,确定个体化的控制目标。

二、治 疗 目 标

2型糖尿病的综合治疗包括降血糖、降血压、调节血脂、抗血小板聚集、控制体重和改善生活方式等。综合控制目标如表1-5所示。对健康状态差的糖尿病患者,可以酌情放宽控制目标,但应避免高血糖引发的症状及可能出现的急性并发症。HbA1c分层目标值建议如表1-6所示。

表 1-5　中国 2 型糖尿病综合控制目标

指标	目标值
毛细血管血糖	
空腹	4.4~7.0mmol/L
非空腹	<10.0mmol/L
糖化血红蛋白 A1c	<7.0%
血压	<130/80mmHg
总胆固醇	<4.5mmol/L
高密度脂蛋白胆固醇	
男性	>1.0mmol/L
女性	>1.3mmol/L
甘油三酯	<1.7mmol/L
低密度脂蛋白胆固醇	
未合并动脉粥样硬化性心血管疾病	<2.6mmol/L
合并动脉粥样硬化性心血管疾病	<1.8mmol/L
体重指数	<24.0kg/m²

注：1mmHg=0.133kPa。体重指数（BMI）=体重（kg）/身高的平方（m²）。

表 1-6　HbA1c 分层控制目标值建议

HbA1c 水平	适用人群
<6.5%	年龄较轻、病程较短、预期寿命较长、无并发症、未合并心血管疾病的 2 型糖尿病患者,其前提是无低血糖或其他不良反应
<7.0%	大多数非妊娠成年 2 型糖尿病患者
<8.0%	年龄较大、病程较长、有严重低血糖史、预期寿命较短、有显著的微血管或大血管并发症或严重合并症的患者

三、生活方式干预

对已确诊的糖尿病患者,应立即启动并坚持生活方式干预,各类生活方式干预的内容和目标如表 1-7 所示。具体干预方法参见《中国糖尿病健康管理规范(2020)》。

表 1-7 生活方式干预的内容及目标

内容	目标
控制体重	超重[1]、肥胖[2]患者减重的目标是 3~6 个月减轻 5%~10% 的体重,消瘦者[3]应通过合理的营养计划达到并长期维持理想体重
合理膳食	控制总热量,能量平衡。膳食营养均衡,满足患者对营养素的需求。减少精制碳水化合物(如白米饭、面食、饼干等)和含糖饮料的摄入,以全谷物或杂豆类替代 1/3 精白米、面等主食。提倡选择低血糖负荷的食品
适量运动	成人 2 型糖尿病患者每周至少 150 分钟(如每周运动 5 天,每次 30 分钟)中等强度(50%~70% 最大心率,运动时有点儿用力,心跳和呼吸加快但不急促)的有氧运动(如快走、骑车、打太极拳等);应增加日常身体活动,减少坐姿时间。建议每周进行 2~3 次抗阻练习(两次锻炼间隔≥48 小时)。伴有急性并发症或严重慢性并发症时,不应采取运动治疗
戒烟戒酒	科学戒烟,避免被动吸烟。不建议糖尿病患者饮酒。有饮酒习惯的应当戒酒
限盐	食盐摄入量限制在每天 5g 以内
心理平衡	规律作息,减轻精神压力,保持心情愉悦

注:1. 超重为 $24.0 \leqslant BMI < 28.0 kg/m^2$;2. 肥胖为 $BMI \geqslant 28.0 kg/m^2$;3. 消瘦为 $BMI < 18.5 kg/m^2$。

四、药物治疗

（一）启动药物治疗的时机

生活方式干预是 2 型糖尿病的基础治疗措施,应贯穿于糖尿病治疗的始终。对初诊血糖控制较好的糖尿病患者,医生可根据病情及患者意愿采取单纯生活方式干预。如果单纯生活方式干预不能使血糖控制达标,应及时开始药物治疗。

（二）药物治疗的注意事项

1. 在药物治疗前应根据药品说明书进行禁忌审查。
2. 不同类型的药物可联用。同一类药物应避免同时使用。
3. 在使用降糖药物时,应开展低血糖警示教育,特别是对使用胰岛素促泌剂及胰岛素的患者。
4. 降糖药物使用中应进行血糖监测,尤其是接受胰岛素治疗的患者。
5. 药物选择时应考虑患者经济能力和患者依从性。

（三）降糖药物的选择

基层医疗卫生机构应根据患者的具体病情制订治疗方案,并指导患者使用药物。具体药物禁忌以药品说明书为准。

1. 二甲双胍　是 2 型糖尿病患者的基础用药。如无禁忌且能耐受药物者,二甲双胍应贯穿药物治疗的全程。

【药理作用】　减少肝脏葡萄糖的输出,改善外周胰岛素抵抗。

【主要不良反应】　胃肠道反应。

【严重不良反应】　乳酸性酸中毒。

【禁忌】　双胍类药物禁用于肾功能不全[血肌酐水平男性 >132.6μmol/L(1.5mg/dL),女性 >123.8μmol/L(1.4mg/dL)或估算的肾小球滤过率(estimated glomerular filtration rate, eGFR)<45mL·min^{-1}·$1.73m^{-2}$],肝功能不全,糖尿病急性并发症,严重感染,缺氧,接受大手术,酗酒者等。造影检查如使用碘化对比剂时,应暂时停用二甲双胍,且多饮水,在检查完至少 48 小时且复查肾功能无恶化后可继续用药。

2. 胰岛素促泌剂　包括磺脲类和格列奈类药物。

【药理作用】　促进胰岛 β 细胞分泌胰岛素,增加体内胰岛素水平。

【主要不良反应】　低血糖和体重增加。

【禁忌】　已明确诊断的 1 型糖尿病患者;2 型糖尿病伴酮症酸中毒 / 糖尿病高渗状态、感染、外伤、重大手术等应激情况;严重肝肾功能不全、对该类药物过敏或有严重不良反应者等。

3. α- 糖苷酶抑制剂

【药理作用】　延缓碳水化合物在小肠上部的吸收。

【主要不良反应】　胃肠道反应,如腹胀、排气增多等。

【禁忌】　有明显消化和吸收障碍的慢性胃肠功能紊乱患者、患有由于肠胀气可能恶化的疾患(如严重疝气、肠梗阻和肠溃疡）者、糖尿病伴酮症酸中毒／糖尿病高渗状态、严重肝肾功能不全、对该类药物过敏者等。

4. TZDs

【药理作用】 增加机体对胰岛素作用的敏感性。

【主要不良反应】 体重增加和水肿；增加骨折和心力衰竭发生的风险。

【禁忌】 有心力衰竭【纽约心脏病协会心功能分级Ⅱ级（即心脏病患者的体力活动轻度受限制，休息时无自觉症状，一般体力活动可引起心悸、气喘、呼吸困难等心力衰竭症状）及Ⅱ级以上）】，活动性肝病或转氨酶升高超过正常上限 2.5 倍及严重骨质疏松和有骨折病史的患者。

5. DPP-4i

【药理作用】 通过抑制二肽基肽酶Ⅳ（DPP-4）减少胰高血糖素样肽 -1（GLP-1）在体内失活，使内源性 GLP-1 水平升高。GLP-1 以葡萄糖浓度依赖的方式增加胰岛素分泌，抑制胰高血糖素分泌。

【主要不良反应】 总体不良反应发生率低。可能出现超敏反应、头痛、上呼吸道感染等。

【禁忌】 对该类药物过敏者。

6. SGLT-2i

【药理作用】 抑制肾脏对葡萄糖的重吸收，降低肾糖阈，从而促进尿糖的排出。

【主要不良反应】 泌尿系统和生殖系统感染及与血容量不足相关的不良反应，罕见不良反应包括酮症酸中毒等。

【禁忌】 对该类药物有严重过敏反应者；重度肾功能

损害、终末期肾病或需要透析的患者等。eGFR<45mL·min^{-1}·1.73m^{-2} 的老年糖尿病患者不建议为改善血糖启用 SGLT-2i,已用药者需按说明书减量,eGFR<30mL·min^{-1}·1.73m^{-2} 者停用。

7. GLP-1RA

【药理作用】 通过激活 GLP-1 受体以葡萄糖浓度依赖的方式刺激胰岛素分泌和抑制胰高血糖素分泌,同时增加肌肉和脂肪组织的葡萄糖摄取,抑制肝脏葡萄糖的生成而发挥降糖作用,并延缓胃排空,抑制食欲等。

【主要不良反应】 胃肠道反应,包括腹泻、恶心、腹胀、呕吐等。

【禁忌】 对该类产品活性成分或任何其他辅料过敏者、有甲状腺髓样癌病史或家族史患者、2 型多发性内分泌腺瘤病(MEN2)患者等。

8. 胰岛素 胰岛素治疗是控制高血糖的重要手段。

【分类】 根据来源和化学结构的不同,胰岛素可分为动物胰岛素、人胰岛素和胰岛素类似物。根据作用特点的差异,胰岛素又可分为超短效胰岛素类似物、常规(短效)胰岛素、中效胰岛素、长效胰岛素、长效胰岛素类似物、预混胰岛素和预混胰岛素类似物和双胰岛素类似物。

【胰岛素的起始治疗】 2 型糖尿病患者经过生活方式和口服降糖药联合治疗 3 个月,若血糖仍未达到控制目标,应及时开始胰岛素治疗。2 型糖尿病患者的胰岛素起始治疗可以采用每日 1~2 次胰岛素皮下注射,每日 1 次胰岛素治疗者往往需要联合应用口服降糖药。

对于 HbA1c≥9.0% 或空腹血糖≥11.1mmol/L 同时伴

明显高血糖症状的新诊断 2 型糖尿病患者,可考虑实施短期(2 周~3 个月)胰岛素强化治疗或及时转诊。

常用降糖药物及常用胰岛素作用特点见附件 1-3、附件 1-4。

(四)药物治疗方案

2 型糖尿病的治疗应根据患者病情等综合因素制订个体化方案。生活方式干预是 2 型糖尿病的基础治疗措施,应贯穿于糖尿病治疗的始终。如果单纯生活方式不能使血糖控制达标,应开始单药治疗,2 型糖尿病药物治疗的首选是二甲双胍。若无禁忌且能耐受药物者,二甲双胍应一直保留在糖尿病的治疗方案中。有二甲双胍禁忌证或不耐受二甲双胍的患者可根据情况选择胰岛素促泌剂、α- 糖苷酶抑制剂、TZDs、DPP-4i、SGLT-2i 或 GLP-1RA。如单独使用二甲双胍治疗而血糖未达标,则应加用不同机制的口服或注射类降糖药物进行二联治疗。二联治疗 3 个月不达标的患者,应启动三联治疗,即在二联治疗的基础上加用一种不同机制的降糖药物。如三联治疗中未包括胰岛素而血糖不达标,可加用胰岛素治疗;如三联治疗已包括胰岛素而血糖仍不达标,应将治疗方案调整为多次胰岛素治疗(基础胰岛素加餐时胰岛素或每日多次预混胰岛素)。基层 2 型糖尿病患者治疗路径,如图 1-2 所示。

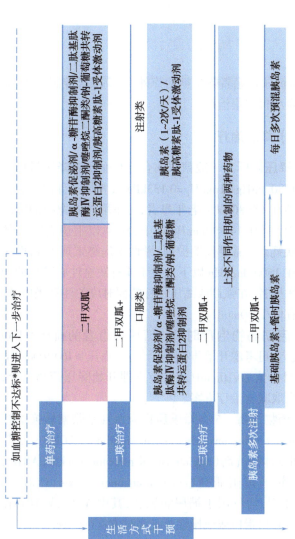

图 1-2　基层 2 型糖尿病患者降糖治疗路径

注：本图是根据药物的疗效和安全性、卫生经济学等方面的临床证据以及我国国情等因素权衡考患后推荐的主要药物治疗路径。

*血糖控制标准参见表 1-5。

27

五、综合干预管理

2 型糖尿病患者除降糖治疗外,还应综合控制血压、血脂和抗血小板聚集治疗。

（一）降压治疗

1. 降压目标　一般糖尿病合并高血压者降压目标应低于 130/80mmHg（1mmHg=0.133kPa）；糖尿病伴严重冠心病或年龄在 65~80 岁的老年患者,可采取相对宽松的降压目标值,控制在 140/90mmHg 以下；80 岁以上患者或有严重慢性疾病（如需要长期护理、慢性疾病终末期）者,血压可控制在 150/90mmHg 以下。对于伴有缺血性心脏病的老年高血压患者,在强调收缩压达标的同时应关注舒张压,舒张压不宜低于 60mmHg。

2. 启动药物治疗时机　糖尿病患者的血压≥140/90mmHg 者,可考虑开始药物降压治疗。血压≥160/100mmHg 或高于目标值 20/10mmHg 时,应立即开始降压药物治疗,并可以采取联合治疗方案。

3. 药物选择　5 类降压药物为血管紧张素转换酶抑制剂（angiotensin-converting enzyme inhibitor, ACEI）,血管紧张素Ⅱ受体拮抗剂（angiotensin Ⅱ receptor blocker, ARB）,利尿剂,钙通道阻滞剂（calcium channel blocker, CCB）,β受体阻滞剂,均可用于糖尿病患者,其中 ACEI 或 ARB 在糖尿病合并白蛋白尿或慢性肾脏病时为首选药物。

（二）调脂治疗

1. LDL-C 目标值　进行调脂药物治疗时,有明确动脉粥样硬化性心血管疾病(atherosclerotic cardiovascular disease, ASCVD)病史患者,LDL-C<1.8mmol/L;无 ASCVD 病史的糖尿病患者,LDL-C<2.6mmol/L。

2. 药物选择　临床首选他汀类药物。起始宜应用中等强度他汀类药物,根据个体调脂疗效和耐受情况,适当调整剂量,若 LDL-C 水平不能达标,可与其他调脂药物联合使用(如依折麦布)。为了预防急性胰腺炎,空腹 TG≥5.7mmol/L 者首先使用降低 TG 的药物。

（三）抗血小板治疗

糖尿病合并 ASCVD 者,建议使用阿司匹林进行抗血小板治疗。在应用过程中应充分评估出血风险,活动性胃溃疡或消化道出血、过敏者禁用。阿司匹林过敏的 ASCVD 患者,可使用氯吡格雷。

阿司匹林抗血小板治疗的推荐剂量为 75~150mg/d,氯吡格雷的推荐剂量为 75mg/d。

第七章

糖尿病急性并发症的识别与处理

一、低 血 糖

1. 常见诱因　进食不足;运动量增加;酒精摄入;药物过量;糖尿病自主神经病变;肝肾功能不全等。

2. 低血糖的识别　如糖尿病患者出现交感神经过度兴奋(如心悸、焦虑、出汗、头晕、手抖、饥饿感等)或中枢神经系统症状(如神志改变、认知障碍、抽搐和昏迷)时应考虑低血糖的可能,及时监测血糖。

3. 诊断标准　糖尿病患者只要血糖水平 <3.9mmol/L 就属于低血糖范畴。

4. 处理　血糖 <3.9mmol/L 即需要补充葡萄糖或含糖食物。意识清楚者给予口服 15~20g 糖类食品(葡萄糖为佳);意识障碍者,给予 50% 葡萄糖溶液 20~40mL 静脉注射。每 15 分钟监测血糖 1 次。如血糖仍 <3.9mmol/L, 再给予 15~20g 葡萄糖口服或 50% 葡萄糖溶液 20~40mL

静脉注射；如血糖在 3.9mmol/L 及以上，但距离下一次就餐时间在 1 小时以上，给予含淀粉或蛋白质食物；如血糖 <3.0mmol/L，继续给予 50% 葡萄糖溶液 60mL 静脉注射。如低血糖仍未纠正，给予静脉输注 5% 或 10% 葡萄糖溶液，并在监护下及时转诊。低血糖诊治流程如图 1-3 所示。

5. 预防策略　糖尿病患者应加强血糖自我监测；定时定量进餐；选择适合的运动方式；避免酗酒及空腹饮酒；对有低血糖尤其是严重低血糖或反复发生低血糖的患者应放宽血糖控制目标，及时调整治疗方案；糖尿病患者应常规随身备用碳水化合物类食品，一旦发生低血糖，立即食用。

二、高血糖危象

高血糖危象包括糖尿病酮症酸中毒（diabetic ketoacidosis，DKA）和高血糖高渗状态（hyperglycemic hyperosmolar status，HHS）。临床上糖尿病患者如出现原因不明的恶心、呕吐、腹痛、酸中毒、脱水、休克、神志改变、昏迷，尤其是呼吸有酮味（烂苹果味）、血压低而尿量多者，且血糖≥16.7mmol/L，应考虑高血糖危象，尽快转诊。转诊前推荐建立静脉通道，给予静脉滴注生理盐水补液治疗。

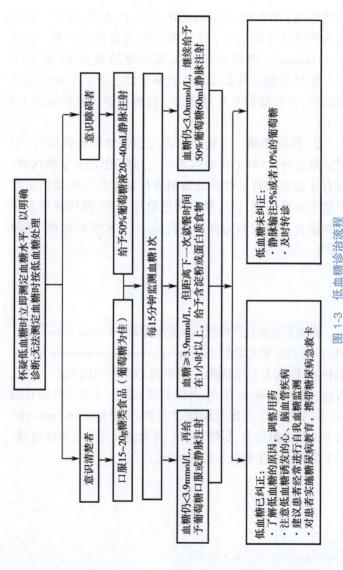

图 1-3 低血糖诊治流程

第八章

糖尿病慢性并发症检查

一、糖尿病肾脏病

（一）筛查

推荐基层医疗卫生机构为所有 2 型糖尿病患者每年至少进行一次肾脏病筛查，包括尿常规、UACR 和血肌酐（计算 eGFR）测定。没有能力开展 UACR 检测的，应转至上级医院检测。

（二）诊断与分期

糖尿病肾脏病通常是根据 UACR 增高或 eGFR 下降、同时排除其他慢性肾脏病（chronic kidney disease，CKD）而作出的临床诊断。推荐采用随机尿测定 UACR。随机尿 UACR≥30mg/g 为尿白蛋白排泄增加。在 3~6 个月内重复检查 UACR，3 次中有 2 次尿蛋白排泄增加，排除感染等其他因素即可诊断白蛋白尿。临床上常将 UACR 为 30~300mg/g 称为微量白蛋白尿，UACR>300mg/g 称为大量白蛋白尿。UACR 测定存在较多影响因素，如感染、发热、显著高血糖、显著高血压、24 小时内运动、心力衰竭、月经等，结果分析时应考虑这些因素。

推荐每年检测血肌酐（serum creatinine，Scr）水平，并采用慢性肾脏病流行病学协作组（CKD-EPI）公式计算 eGFR，计算公式如附件 1-5。

糖尿病肾脏病诊断确定后，应根据 eGFR 进行 CKD 分期，以进一步判断糖尿病肾脏病严重程度。CKD 分期如表 1-8 所示。

表 1-8　慢性肾脏病（CKD）分期

CKD 分期	肾脏损害程度	eGFR/(mL·min^{-1}·1.73m^{-2})
1 期（G1）	肾脏损伤[a] 伴 eGFR 正常	≥90
2 期（G2）	肾脏损伤[a] 伴 eGFR 轻度下降	60~89
3a 期（G3a）	eGFR 轻中度下降	45~59
3b 期（G3b）	eGFR 中重度下降	30~44
4 期（G4）	eGFR 重度下降	15~29
5 期（G5）	肾衰竭	<15 或透析

注：eGFR 为估算的肾小球滤过率。

[a] 肾脏损伤定义为白蛋白尿（尿白蛋白/肌酐比值≥30mg/g）或病理、尿液、血液或影像学检查异常。

（三）治疗

糖尿病肾脏病治疗详见《手册》。

二、糖尿病视网膜病变

推荐有条件的基层医疗卫生机构为 2 型糖尿病患者每年至少进行一次视网膜病变筛查，包括视力检查、眼底检查等。免散瞳眼底照相机可由经培训的技术人员使用，拍摄至少两张分别以黄斑及视乳头为中心的 45°角的眼底后极部彩色照片。糖尿病视网膜病变的诊断、分期及治疗见《手册》。

三、糖尿病周围神经病变

（一）筛查

推荐基层医疗卫生机构为所有 2 型糖尿病患者每年至少进行一次周围神经病变筛查，包括踝反射、针刺痛觉、震动觉、10g 尼龙单丝压力觉、温度觉，有条件可进行神经电生理检查。

（二）诊断标准

1. 具有明确的糖尿病病史。
2. 在确诊糖尿病时或确诊之后出现的神经病变。
3. 出现神经病变的临床症状，如疼痛、麻木、感觉异常等，5 项检查（踝反射、震动觉、压力觉、温度觉、针刺痛觉）任意 1 项异常；若无临床症状，则 5 项检查任意 2 项异常也可诊断。
4. 除外其他原因所致的神经病变，包括具有神经毒性的药物（如化疗药物），维生素 B_{12} 缺乏，颈腰椎疾病（压迫、狭窄、退行性变），脑梗死，慢性炎症性脱髓鞘性神经病变，遗传性神经病变和血管炎，感染（如获得性免疫缺陷综合征）及肾功能不全引起的代谢毒物对神经的损伤。如根据以上检查仍不能确诊，需要进行鉴别诊断，可以进行神经电生理检查。

（三）治疗

糖尿病周围神经病变治疗见《手册》。

四、糖尿病下肢动脉病变与足病

（一）筛查

对于 50 岁以上的糖尿病患者，应常规进行下肢动脉粥样硬化性病变（lower extremity atherosclerotic disease，LEAD）的筛查。伴有 LEAD 发病危险因素（如合并心脑血管病变、血脂异常、高血压、吸烟或糖尿病病程 5 年以上）的糖尿病患者应该每年至少筛查一次。随访糖尿病患者时应询问以往有否足溃疡、截肢（趾）史。进行双足视、触诊，有否足畸形如胼胝、踇外翻、皲裂和皮肤颜色、温度改变以及霉菌感染等，并进行周围血管评估（如足背动脉搏动），有条件可进行踝肱指数（ankle brachial index，ABI，即踝动脉与肱动脉收缩压的比值）检查或超声多普勒等血管检查。

（二）诊断标准与治疗

糖尿病下肢动脉病变与足病的诊断标准与治疗见《手册》。

第九章

糖尿病的中医药防治

一、概　　述

积极支持和鼓励中医药融入糖尿病综合防治体系，发挥整体观、辨证论治优势，结合体质辨识等，综合运用药物和非药物等多种方法开展综合防治。

二、糖尿病的中医药防治

（一）协同控糖，改善症状

2型糖尿病在常规治疗基础上可辨证联用津力达颗粒、参芪降糖颗粒、天麦消渴片、消渴丸【为含格列本脲（0.25mg/粒）和多种中药成分的复方制剂】、葛根芩连汤、大柴胡汤加减等。

（二）防治并发症

防治并发症，可配合中医药治疗。糖尿病肾脏病，在常规治疗基础上可应用黄葵胶囊、渴络欣胶囊等；糖尿病视网膜病变，在常规治疗基础上可应用芪明颗粒、复方丹参滴丸等；糖尿病周围神经病变，在常规治疗基础上可应用木丹颗粒等。

（三）其他治疗方法

在常规治疗的基础上可结合针刺疗法，有一定的降糖、改善脂代谢和减重作用。常见方法包括手针、电针、耳针、耳穴贴压、穴位按摩等。

对于糖尿病周围神经病变和糖尿病足患者，在常规治疗基础上配合活血化瘀等中药熏洗足浴和足部穴位按摩，可以提高神经传导速度，降低疼痛评分。但注意合并感染、溃疡者慎用。

三、中医参与健康管理

鼓励中医师与全科、专科医师、健康管理师等开展团队共管。

1. 体质辨识　根据中医体质辨识，建立中医健康档案，制定个性化的教育和管理方案。

2. 食疗药膳　"药食同源"类膳食有助控制血糖，应在中医师和营养师的指导下进行，按照食物的"四气五味"，结合中医体质等，制定个性化饮食指导方案。可辨证选用麦冬、桑叶、玉米须等代茶冲泡饮用,兼有补水和调理作用。

3. 传统运动　中国传统锻炼功法,如八段锦、易筋经、心身桩等,通过调节"形、息、意",发挥预防保健作用,可改善糖脂代谢,提高生活质量。

4. 调畅情志　太极拳等运动可改善心理状态。五音(音乐)疗法、疏肝解郁类中药可减轻抑郁、焦虑。

第十章

转　诊

一、上转至二级及以上医院的标准

（一）诊断困难和特殊患者

1. 初次发现血糖异常,临床分型不明确者。
2. 妊娠和哺乳期妇女血糖异常者。

（二）治疗困难

1. 原因不明或经基层医生处理后仍反复发生低血糖者。
2. 血糖、血压、血脂长期治疗不达标者。
3. 血糖波动较大,基层医疗机构处理困难,无法平稳控制者。
4. 出现严重降糖药物不良反应难以处理者。

（三）并发症严重

1. **糖尿病急性并发症**　严重低血糖或高血糖伴或不伴有意识障碍（糖尿病酮症；疑似为 DKA、HHS 或乳酸性酸中毒）*。

2. 糖尿病慢性并发症（视网膜病变、肾脏病、神经病变、糖尿病足或周围血管病变）的筛查、治疗方案的制定和疗效评估在社区处理有困难者。

3. 糖尿病慢性并发症导致严重靶器官损害需要紧急救治者［急性心脑血管病；糖尿病肾脏病导致的肾功能不全（eGFR<60mL·min^{-1}·1.73m^{-2}）或大量蛋白尿；糖尿病视网膜病变导致的严重视力下降；糖尿病外周血管病变导致的间歇性跛行和缺血性疼痛、糖尿病足溃疡或严重足畸形等］*。

*需紧急转诊。

（四）其他

医生判断患者需要上级医院处理的情况或疾病时。

二、转回基层医疗卫生机构的标准

1. 初次发现血糖异常，已明确诊断和确定治疗方案且血糖控制比较稳定。

2. 糖尿病急性并发症治疗后病情稳定。

3. 糖尿病慢性并发症已确诊、制定了治疗方案并评估疗效，且病情已得到稳定控制。

4. 其他经上级医疗机构医生判定可以转回基层继续治疗管理的患者。

第十一章

糖尿病健康管理

一、建立档案

初诊糖尿病患者由基层医疗卫生机构在建立居民健康档案的基础上,建立糖尿病患者管理档案。糖尿病患者的健康档案至少应包括健康体检、年度评估和随访服务记录。随着信息化系统的不断完善,医疗卫生服务信息的互联互通,患者的就诊记录、转诊、会诊以及住院记录均应纳入健康档案内容。电子档案按照国家相关规定进行管理。纸质档案由责任医务人员或档案管理人员统一汇总、及时归档。

二、健康评估

基层医疗卫生机构应对糖尿病患者进行初诊评估和年度评估,评估主要内容包括疾病行为危险因素、并发症及并存临床情况、体格检查及辅助检查信息、用药情况、生活方式等,同时进行针对性健康指导。

三、随访与管理建议

按照《国家基本公共卫生服务规范(第三版)》对 2 型糖尿病患者开展健康管理服务。有条件的地区可开展糖尿病前期人群的干预管理。基层 2 型糖尿病患者随访服务记录表及糖尿病前期人群的干预管理内容详见《手册》。

基层医疗卫生机构在对糖尿病患者的诊疗过程中应当按照《糖尿病分级诊疗服务技术方案》(国卫办医函〔2015〕1026 号)开展临床检查,具体内容和频次如表 1-9 所示。

表 1-9　糖尿病患者并发症及合并疾病的检查要求

检查项目	针对的并发症	针对的合并疾病	频率[b]
体重、身高		超重 / 肥胖	每月 1 次
腰围		超重 / 肥胖	每月 1 次
血压		高血压	每月 1 次
空腹 / 餐后血糖			每月 2 次(1 次空腹,1 次餐后)
糖化血红蛋白 A1c[a]			在治疗之初每 3 个月检测 1 次,一旦达到治疗目标可每 6 个月检查 1 次
尿常规	糖尿病肾脏病		每 6 个月 1 次

续表

检查项目	针对的并发症	针对的合并疾病	频率[b]
TC、HDL-C、LDL-C、TG		血脂异常	每年 1 次
尿白蛋白/尿肌酐[a]	糖尿病肾脏病		每年 1 次
血肌酐/尿素氮	糖尿病肾脏病		每年 1 次
肝功能		肝功能异常	每年 1 次
心电图	心脏、大血管并发症		每年 1 次
视力及眼底[a]	糖尿病视网膜病变		每年 1 次
足外观、足背动脉搏动	糖尿病足		每年 4 次
神经病变的相关检查	周围神经病变		每年 1 次

注：1. TC 为总胆固醇；2. HDL-C 为高密度脂蛋白胆固醇；3. LDL-C 为低密度脂蛋白胆固醇；4. TG 为甘油三酯；5. 肝功能包括总胆红素、天冬氨酸转氨酶、丙氨酸转氨酶、γ-谷氨酰转移酶。

[a] 为有条件的医疗机构开展。

[b] 除身高、体重、腰围外检查异常者应适当增加检测频率。

附件 1

附件 1-1　OGTT 方法

1. 晨 7∶00~9∶00 开始,受试者空腹 8~10 小时后口服溶于 300mL 水内的无水葡萄糖粉 75g(如用 1 分子水葡萄糖则为 82.5g)。儿童则予每千克体重 1.75g,总量不超过 75g。糖水在 5 分钟之内服完。

2. 从服糖第 1 口开始计时,于服糖前和服糖后 2 小时分别在前臂采静脉血检测血糖。

3. 试验过程中,受试者不可喝茶及咖啡,不吸烟,不做剧烈运动,但无须绝对卧床。

4. 血标本应尽早送检。

5. 试验前 3 天内,每日碳水化合物摄入量不少于 150g。

6. 疾病允许情况下,试验前停用可能影响 OGTT 的药物,如避孕药、利尿剂或苯妥英钠等 3~7 天。

附件 1-2 糖尿病高危人群定义

具有下列任何一个及以上的糖尿病危险因素者,可视为 2 型糖尿病高危人群。

1. 有糖尿病前期史。

2. 年龄≥40 岁。

3. BMI≥24kg/m² 和 / 或向心性肥胖（男性腰围≥90cm,女性腰围≥85cm）。

4. 一级亲属（父母、同胞、子女）有糖尿病病史。

5. 缺乏体力活动者。

6. 有巨大儿分娩史或有妊娠期糖尿病病史的女性。

7. 有多囊卵巢综合征（polycystic ovary syndrome, PCOS）病史的女性。

8. 有黑棘皮病者。

9. 有高血压史,或正在接受降压治疗者。

10. HDL-C<0.90mmol/L 和 / 或 TG>2.22mmol/L,或正在接受调脂治疗者。

11. 有 ASCVD 史。

12. 有类固醇类药物使用史。

13. 长期接受抗精神病药物或抗抑郁症药物治疗。

附件 1-3　常用降糖药物（未包括胰岛素）

类别	通用名	每片（支）剂量/mg	剂量范围/（mg·d⁻¹）	作用时间/h	半衰期/h	主要不良反应
双胍类	二甲双胍	250、500、850	500~2 000	5~6	1.5~1.8	胃肠道反应
	二甲双胍缓释片	500	500~2 000	8	6.2	
磺脲类	格列本脲	2.5	2.5~15.0	16~24	10~16	低血糖、体重增加
	格列吡嗪	2.5、5	2.5~30.0	8~12	2~4	
	格列吡嗪控释片	5	5.0~20.0	6~12（最大血药浓度）	2~5	
	格列齐特	80	80~320	10~20	6~12	
	格列齐特缓释片	30、60	30~120	—	12~20	
	格列喹酮	30	30~180	8	1.5	
	格列美脲	1、2	1.0~8.0	24	5	

续表

类别	通用名	每片（支）剂量 /mg	剂量范围 /（mg·d⁻¹）	作用时间 /h	半衰期 /h	主要不良反应
格列奈类	瑞格列奈	0.5、1、2	1~16	4~6	1	低血糖、体重增加
	那格列奈	120	120~360	1.3	—	
	米格列奈钙片	10	30~60	0.23~0.28（峰浓度时间）	1.2	
α- 糖苷酶抑制剂	阿卡波糖	50、100	100~300	—	—	胃肠道反应
	伏格列波糖	0.2	0.2~0.9	—	—	
	米格列醇	50	100~300	—	—	
噻唑烷二酮类	罗格列酮	4	4~8	—	3~4	体重增加、水肿
	吡格列酮	15、30	15~45	2（达峰时间）	3~7	
DPP-4i	西格列汀	100	100	24	12.4	
	沙格列汀	5	5	24	2.5	
	维格列汀	50	100	24	2	

续表

类别	通用名	每片（支）剂量 /mg	剂量范围 / (mg·d⁻¹)	作用时间 /h	半衰期 /h	主要不良反应
	利格列汀	5	5	1.5（达峰时间）	12	
	阿格列汀	25	25	1~2（达峰时间）	21	
SGLT-2i	达格列净	10	10	24	12.9	生殖泌尿道感染、血容量不足相关不良反应
	恩格列净	10	10~25	1.3~3.0（达峰时间）	5.6~13.1	
	卡格列净	100、300	100~300	1~2（达峰时间）	10.6~13.1	
GLP-1RA	艾塞那肽	0.3/1.2mL、0.6/2.4mL	0.01~0.02	10	2.4	胃肠道反应
	利拉鲁肽	18/3mL	0.6~1.8	24	13	
	贝那鲁肽	2.1mL/4.2mg	0.3~0.6	2	0.25	

续表

类别	通用名	每片（支）剂量/mg	剂量范围/（mg·d^{-1}）	作用时间/h	半衰期/h	主要不良反应
	利司那肽	0.15/3mL、0.3/3mL	0.01~0.02	1~2（达峰时间）	2~4	
	艾塞那肽周制剂	2/瓶	2mg 每周一次	2个高峰[a]	2.4h 每次释放	
	度拉糖肽	0.75/0.5mL、1.5/0.5mL	0.75~1.50mg 每周1次	48（达峰时间）	108~112	
	洛塞那肽	0.1/0.5mL、0.2/0.5mL	0.1~0.2mg 每周1次	67~118（达峰时间）	104~121	
	司美格鲁肽	2/1.5mL、4/3mL	0.25~1mg 每周1次	56（达峰时间）	168	

注：1. DPP-4i 为二肽基肽酶Ⅳ抑制剂；2. SGLT-2i 为钠-葡萄糖共转运蛋白2抑制剂；3. GLP-1RA 为胰高血糖素样肽-1受体激动剂。

[a]2周微球表面结合的艾塞那肽释放及6~7周微球内的艾塞那肽释放。

"—"为无数据

附件 1-4　常用胰岛素及其作用特点

胰岛素制剂	起效时间	峰值时间	作用持续时间
短效人胰岛素（RI）	15~60min	2~4h	5~8h
门冬胰岛素	10~15min	1~2h	4~6h
赖脯胰岛素	10~15min	1.0~1.5h	4~5h
谷赖胰岛素	10~15min	1~2h	4~6h
中效人胰岛素（NPH）	2.5~3.0h	5~7h	13~16h
长效胰岛素（PZI）	3.0~4.0h	8~10h	20h
甘精胰岛素 U100	2.0~3.0h	无峰	30h
甘精胰岛素 U300	6.0h	无峰	36h
地特胰岛素	3.0~4.0h	3~14h	24h
德谷胰岛素	1.0h	无峰	42h
预混人胰岛素（30R，70/30）	30min	2~12h	14~24h
预混人胰岛素（40R）	30min	2~8h	24h
预混人胰岛素（50R）	30min	2~3h	10~24h
预混门冬胰岛素 30	10~20min	1~4h	14~24h
预混门冬胰岛素 50	15min	30~70min	16~24h
预混赖脯胰岛素 25	15min	30~70min	16~24h
预混赖脯胰岛素 50	15min	30~70min	16~24h
双胰岛素类似物（德谷门冬双胰岛素 70/30）	10~15min	1.2h	超过 24h

　注：常规胰岛素（regular insulin，RI）；低精蛋白胰岛素（neutral protamine hagedorn，NPH）；鱼精蛋白锌胰岛素（protamine zinc insulin，PZI）。

附件 1-5　CKD-EPI 公式

eGFR=142 × min（SCr/κ，1）$^\alpha$ × max（SCr/κ，1）$^{-1.200}$ × 0.993 8^{年龄} × 1.012（如为女性）（其中 SCr 为血清肌酐水平，单位为 mg/dL；κ：女性 =0.7，男性 =0.9；α：女性 = −0.241，男性 =−0.302；min 为 SCr/κ 与 1 的较小值；max 为 SCr/κ 与 1 的较大值）。也可通过网站 www.kidney.org/professionals/kdoqi/gfr_calculator 进行计算（输入相应的年龄、性别、血肌酐水平）。

参考文献1

［1］International Diabetes Federation. IDF Diabetes Atlas, 10th edition.［R/OL］.（2021-12-6）［2021-12-08］. http：//www.diabetesatlas.org.

［2］国家卫生健康委疾病预防控制局.中国居民营养与慢性病状况报告（2020年）［M］.北京：人民卫生出版社, 2021.

［3］卫生部、财政部、国家人口和计划生育委员会关于促进基本公共卫生服务逐步均等化的意见［S］.（2009-07-07）［2022-04-25］. https：//www.gov.cn/zwgk/2009-07/14/content_1365335.htm.

［4］国家卫生和计划生育委员会办公厅,国家中医药管理局办公室.关于做好高血压、糖尿病分级诊疗试点工作的通知［S］.（2015-11-17）［2022-04-28］. http：//www.natcm.gov.cn/yizhengsi/gongzuodongtai/2018-03-24/2700.html.

［5］中国疾病预防控制中心,中国疾病预防控制中心慢性非传染性疾病预防控制中心.中国慢性病及危险因素监测报告2018［M］.北京：人民卫生出版社, 2021.

［6］国务院深化医药卫生体制改革领导小组办公室,国家卫生和计划生育委员会,国家发展和改革委员会等.关于推进家庭医生签约服务指导意见［S］.（2016-05-25）［2022-04-27］. https：//www.gov.cn/gongbao/content/2016/content_5124373.htm.

［7］基层卫生健康司.国家卫生计生委关于印发《国家基本公共卫生服务规范（第三版）》的通知［S］.（2017-03-28）［2022-04-25］. http：//www.nhc.gov.cn/jws/s3578/201703/d20c37e23e1f4c7db7b8e25f34473e1b.shtml.

［8］中华医学会糖尿病学分会.中国2型糖尿病防治指南（2020年版）［J］.中华糖尿病杂志, 2021, 13（4）：315-409.

［9］World Health Organization, International Diabetes Federation. HEARTS D：Diagnosis and management of type 2 diabetes

[R/OL].（2020-04-22）[2022-01-19]. https://www.who.int/publications/i/item/who-ucn-ncd-20.1.

[10] 中华人民共和国国家质量监督检验检疫总局、中国国家标准化管理委员会.体外诊断检验系统自测用血糖监测系统通用技术条件：GB/T 19634—2005[S].北京：中国标准出版社,2005.

[11] 中华人民共和国卫生部.血清葡萄糖测定参考方法基本信息：WS/T 350—2011[S].北京：中国标准出版社,2011.

[12] 中华人民共和国国家卫生和计划生育委员会.糖化血红蛋白检测：WS/T 461—2015[S].北京：中国标准出版社,2015.

[13] 国家卫生部.医疗机构便携式血糖检测仪管理和临床操作规范（试行）[S].（2010-12-30）[2022-04-29].

[14] 中华医学会糖尿病学分会.中国血糖监测临床应用指南（2021 年版）[J].中华糖尿病杂志,2021,13（10）:936-948.

[15] 国家基层糖尿病防治管理办公室,中华医学会糖尿病学分会.中国糖尿病健康管理规范[M].北京：人民卫生出版社,2020.

[16] 中国老年 2 型糖尿病防治临床指南编写组,中国老年医学学会老年内分泌代谢分会,中国老年保健医学研究会老年内分泌与代谢分会等.中国老年 2 型糖尿病防治临床指南（2022年版）[J].中华内科杂志,2022,61（1）:12-50.

[17] 中国老年学和老年医学学会心脑血管病专业委员会,中国医师协会心血管内科医师分会.老年高血压的诊断与治疗中国专家共识（2017 版）[J].中华内科杂志,2017,56（11）:885-893.

[18] 中华中医药学会.中医糖尿病临床诊疗指南[M].北京：中国中医药出版社,2020.

[19] LI X, LI Z, LIU C, et al. Evaluation of the three-in-one team-based care model on hierarchical diagnosis and treatment patterns among patients with diabetes: a retrospective cohort study using Xiamen's regional electronic health records [J]. BMC Health Serv Res. 2017, 17（1）: 779.

[20] LEVEY AS, STEVENS LA, SCHMID CH, et al. A new equation to estimate glomerular filtration rate [J]. Ann Intern Med. 2009, 150（9）: 604-612.

第二部分

国家基层糖尿病防治管理手册
（2022）

第一章

糖尿病基本知识

一、糖尿病定义

糖尿病是一组由多病因引起以高血糖为特征的代谢性疾病,是由于胰岛素分泌和/或利用缺陷引起。长期碳水化合物以及脂肪、蛋白质代谢紊乱可引起多系统损伤,导致眼、肾、神经、心脏、血管等组织器官发生进行性病变、功能减退及衰竭;病情严重或应激时可发生急性严重代谢紊乱,如糖尿病酮症酸中毒、高血糖高渗状态等。

二、流 行 病 学

我国是世界上糖尿病患者最多的国家,《中国居民营养与慢性病状况报告(2020年)》数据显示,我国成人糖尿病患病率为11.9%,患者人数高达1.25亿。近年来,虽然我国糖尿病防治工作取得了较显著的进展,但知晓率、治疗率和控制率低的现状仍然十分严峻。据《中国慢性病及危险因素监测报告 2018》数据，全国糖尿病知晓率、治疗率和控制率分别为 38.0%、34.1% 和 33.1%，基层糖尿病防治任务仍然艰巨。

三、糖尿病流行的重要影响因素

糖尿病是由遗传和环境因素共同作用所导致的复杂性疾病。糖尿病的危险因素可以分为不可干预和可干预两类。不可干预的因素主要包括年龄、家族史或遗传倾向、种族；可干预的因素主要包括糖尿病前期（最重要的危险因素），代谢综合征（超重 / 肥胖、高血压、血脂异常），不健康饮食，身体活动不足，吸烟，可增加糖尿病发生风险的药物，致肥胖或糖尿病的社会环境。我们要重点关注可干预的危险因素，通过控制这些危险因素，预防或延缓糖尿病及其并发症的发生。

四、高血糖的健康危害及降糖获益

糖尿病可以导致视网膜、肾脏、神经系统、心脑血管系统等多个靶器官的损伤，是我国失明、终末期肾病、心脑血管事件和截肢的主要病因，疾病负担沉重。同时，在病情严重或应激时可发生糖尿病酮症酸中毒、高血糖高渗状态等急性并发症，严重时可危及生命。

血糖控制在糖尿病管理中具有重要意义，严格控制血糖可以降低糖尿病相关并发症的发生。英国前瞻性糖尿病研究（the UK prospective diabetes study，UKPDS）结果显示，在 2 型糖尿病患者中，糖化血红蛋白 A1c（glycosylated hemoglobin A1c，HbA1c）每下降 1% 可使所有糖尿病相关终点风险和糖尿病相关死亡风险降低 21%，心肌梗死风险降低 14%，微血管并发症风险降低 37%。UKPDS 后续随访研究结果显示，强化降糖组在强化降糖治疗结束后 10 年其心肌梗死风险仍较常规治疗组降低 15%，全因死亡风险降低 13%，表明早期良好的血糖控制可带来远期获益。

第二章

糖尿病诊断、分型与评估

一、高血糖状态分类（表 2-1）

空腹血糖受损（impaired fasting glucose，IFG）和糖耐量减低（impaired glucose tolerance，IGT）统称为糖调节受损，也称糖尿病前期。高血糖状态分类如表 2-1 所示。

表 2-1　高血糖状态分类（WHO 1999）

糖代谢分类	静脉血浆葡萄糖 /（mmol·L⁻¹）	
	空腹	OGTT2 小时
IFG	6.1~<7.0	<7.8
IGT	<7.0	7.8~<11.1
糖尿病	≥7.0	≥11.1

注：1. WHO（world health organization）为世界卫生组织；2. OGTT（oral glucose tolerance test）为口服葡萄糖耐量试验（方法如附件 1-1）；3. IFG（impaired fasting glucose）为空腹血糖受损；4. IGT（impaired glucose tolerance）为糖耐量减低；5. IFG 和 IGT 统称为糖调节受损，也称糖尿病前期。

二、糖尿病诊断标准（表 2-2）

目前我国糖尿病的诊断以静脉血浆葡萄糖为依据，毛细血管血糖值仅作为参考。糖尿病诊断标准如表 2-2 所示。

表 2-2　糖尿病诊断标准

诊断标准	静脉血浆葡萄糖或 HbA1c 水平
典型糖尿病症状	
加上随机血糖	≥11.1mmol/L
或加上空腹血糖	≥7.0mmol/L
或加上 OGTT2 小时血糖	≥11.1mmol/L
或加上 HbA1c	≥6.5%
无糖尿病典型症状者,须改日复查确认	

注:典型糖尿病症状包括烦渴多饮、多尿、多食、不明原因体重下降;随机血糖指不考虑上次用餐时间,一天中任意时间的血糖,不能用来诊断空腹血糖受损或糖耐量减低;随机血糖≥11.1mmol/L 适用于协助诊断具有典型糖尿病症状的患者;空腹状态指至少 8 小时没有进食;OGTT 为口服葡萄糖耐量试验;HbA1c 为糖化血红蛋白 A1c,推荐在采用标准化检测方法且有严格质量控制(美国国家糖化血红蛋白标准化计划、中国糖化血红蛋白一致性研究计划)的医疗机构,可以将 HbA1c≥6.5% 作为糖尿病的补充诊断标准;急性感染、创伤或其他应激情况下可出现暂时性血糖升高,不能以此时的血糖值诊断糖尿病,须在应激消除后复查,再确定糖代谢状态。

三、糖尿病的分型

采用世界卫生组织（WHO）1999年糖尿病的分型体系，将糖尿病分为4种类型，即1型糖尿病（分免疫介导性和特发性）、2型糖尿病、特殊类型糖尿病和妊娠期糖尿病。

1型糖尿病的病因和发病机制尚不清楚，其显著的病理学和病理生理学特征是胰岛 β 细胞数量显著减少乃至消失所导致的胰岛素分泌显著下降或缺失。2型糖尿病的病因和发病机制目前亦不明确，其显著的病理生理学特征为胰岛素调控葡萄糖代谢能力下降（胰岛素抵抗）伴胰岛 β 细胞功能缺陷所导致的胰岛素分泌减少（或相对减少）。特殊类型糖尿病是病因学相对明确的糖尿病。随着对糖尿病发病机制研究的深入，特殊类型糖尿病的种类会逐渐增加。孕期糖尿病包括妊娠期糖尿病（gestational diabetes mellitus，GDM），妊娠期显性糖尿病（overt diabetes mellitus，ODM）及孕前糖尿病（pre-gestational diabetes mellitus，PGDM），其中 GDM 是指妊娠期间发生的糖代谢异常，但血糖未达到显性糖尿病的水平，诊断标准为孕期任何时间行 75g 口服葡萄糖耐量试验（oral glucose tolerance test，OGTT），空腹血浆血糖（fasting plasma glucose，FPG）5.1~<7.0mmol/L，OGTT 1 小时血糖≥10.0mmol/L，OGTT 2 小时血糖 8.5~<11.1mmol/L，任一个点血糖达到上述标准即诊断 GDM。ODM 指孕期任何时间被发现且达到非孕人群糖尿病诊断标准。PGDM 指孕前确诊的 1 型、2 型或特殊类型糖尿病。

2 型糖尿病是临床最常见类型,2 型糖尿病与 1 型糖尿病的主要鉴别点如表 2-3 所示。

表 2-3 2 型糖尿病与 1 型糖尿病主要鉴别点

鉴别点	2 型糖尿病	1 型糖尿病
起病方式	缓慢而隐匿	多急剧,少数缓慢
起病时体重	多超重或肥胖	多正常或消瘦
三多一少症状	不典型,或无症状	常典型
酮症或酮症酸中毒	倾向小	倾向大
C 肽释放试验	峰值延迟或不足	低下或缺乏
自身免疫标记[a]	阴性	阳性支持,阴性不能排除
治疗	生活方式、口服或注射类降糖药	依赖外源性胰岛素
相关的自身免疫病	并存概率低	并存概率高

注:[a] 包括谷氨酸脱羧酶抗体(glutamic decarboxylase antibody, GADA),胰岛细胞抗体(islet cell autoantibody, ICA),人胰岛细胞抗原 2 抗体(islet cell antigen 2 antibody, IA-2A),锌转运体 8 抗体(zinc transporter 8 antibody, ZnT8A)等。

四、评 估

糖尿病评估的目的是进一步明确糖尿病病情及并发症发生风险,是确定糖尿病治疗策略的基础。建议初诊时及以后每年评估一次。评估内容主要包括病史、体格检查及辅助检查。

（一）病史

1. **病程**　了解患者首次发现血糖升高或诊断糖尿病的时间，糖尿病、并发症和伴随疾病的情况，既往及目前治疗情况（包括药物及非药物治疗），血糖控制情况，是否有低血糖发生等。

2. **既往史**　了解患者过去体重变化的情况，是否有高血压、血脂异常、冠心病、脑血管病变、周围血管病变、脂肪肝、自身免疫病、肿瘤、睡眠呼吸暂停综合征等及其治疗情况。

3. **家族史**　了解患者一级亲属是否患糖尿病、高血压、血脂异常、冠心病、脑血管病变等疾病。

4. **生活方式**　了解吸烟、饮酒、运动、饮食情况等。

（二）体格检查

1. **身高、体重、腰围**　根据身高体重计算体重指数（body mass index, BMI），BMI= 体重（kg）/ 身高的平方（m^2）。BMI 可判断患者是否消瘦（BMI<18.5kg/m^2）、超重（24.0≤BMI<28.0kg/m^2）或肥胖（BMI≥28.0kg/m^2），通常反映全身肥胖程度。腰围主要反映向心性（中心型）肥胖（男性腰围≥90cm，女性腰围≥85cm）的程度。

2. **血压**　了解血压水平。

3. **视力**　了解视力情况。

4. **128Hz 音叉震动觉检查、10g 尼龙单丝压力觉检查、踝反射**　了解周围神经功能情况。

5. **足外观、足背动脉搏动**　了解足部外观（如有无溃疡）及血管情况。

（三）辅助检查

1. 建议检查项目

（1）空腹血糖、餐后 2 小时血糖：了解患者血糖水平，为制定和调整降糖策略提供参考。

（2）甘油三酯（triglyceride, TG）、总胆固醇（total cholesterol, TC）、低密度脂蛋白胆固醇（low-density lipoprotein cholesterol, LDL-C）、高密度脂蛋白胆固醇（high-density lipoprotein cholesterol, HDL-C）：了解患者有无血脂异常，评估心血管疾病风险。

（3）肝肾功能：肝肾功能异常会影响某些降糖药物的使用，需要进行监测，为及时调整药物治疗方案提供参考。

（4）尿常规：尿蛋白阳性提示可能存在肾脏病变，尿红细胞及白细胞计数阳性结果提示尿路感染、肾结石或其他潜在的泌尿系统疾病的可能，尿酮体阳性可见于糖尿病酮症酸中毒、饥饿、禁食、剧烈运动、严重呕吐等。

（5）心电图：有助于识别是否存在心律失常、心肌缺血或陈旧性心肌梗死等。

2. 有条件时推荐进行的检查项目

（1）HbA1c：了解患者既往 2~3 个月血糖控制状况，是临床决定是否需要调整治疗方案的重要依据。

（2）糖化白蛋白（glycated albumin, GA）：反映检测前 2~3 周的平均血糖，评价患者短期糖代谢控制情况。

（3）尿白蛋白/肌酐比值（urinary albumin-to-creatinine ratio, UACR）：了解患者有无白蛋白尿，评估患者是否存在肾脏疾病及进展的风险。

（4）眼底检查：使用免散瞳眼底照相机拍摄眼底照片，评估眼底情况，如有异常则转诊至眼科进行进一步评估。

（5）踝肱指数（ankle brachial index, ABI）：为踝动脉与肱动脉收缩压的比值，用于筛查与评估下肢动脉粥样硬化性病变。

第三章

糖尿病筛查

一、糖尿病高危人群定义

具有下列任何一个及以上的糖尿病危险因素者,可视为 2 型糖尿病高危人群。

1. 有糖尿病前期史。

2. 年龄≥40 岁。

3. BMI≥24kg/m^2 和 / 或向心性(中心型)肥胖(男性腰围≥90cm,女性腰围≥85cm)。

4. 一级亲属(父母、同胞、子女)有糖尿病病史。

5. 缺乏体力活动者。

6. 有巨大儿分娩史或有 GDM 病史的女性。

7. 有多囊卵巢综合征病史的女性。

8. 有黑棘皮病者。

9. 有高血压史,或正在接受降压治疗者。

10. HDL-C<0.90mmol/L 和 / 或 TG>2.22mmol/L,或正

在接受调脂治疗者。

11. 有动脉粥样硬化性心血管疾病（atherosclerotic cardiovascular disease，ASCVD）史。

12. 有类固醇类药物使用史。

13. 长期接受抗精神病药物或抗抑郁药物治疗。

二、口服葡萄糖耐量试验

口服葡萄糖耐量试验（OGTT）可用于糖尿病诊断及筛查，具体方法如下。

1. 7:00~9:00 时开始，受试者空腹 8~10 小时后口服溶于 300mL 水内的无水葡萄糖粉 75g，如用 1 分子水葡萄糖粉则为 82.5g。儿童则予每千克体重 1.75g，总量不超过 75g。糖水在 5 分钟之内服完。

2. 从服糖第 1 口开始计时，于服糖前和服糖后 2 小时分别在前臂采静脉血检测血糖。

3. 试验过程中，受试者不喝茶及咖啡，不吸烟，不做剧烈运动，但无须绝对卧床。

4. 血标本应尽早送检。

5. 试验前 3 天内，每日碳水化合物摄入量不少于 150g。

6. 在疾病允许情况下，试验前停用可能影响 OGTT 的药物，如避孕药、利尿剂或苯妥英钠等 3~7 天。

三、筛 查 指 导

1. 对发现的糖尿病高危人群进行有针对性的健康教

育,建议其每年至少检测 1 次空腹血糖,并接受医务人员的健康指导;提倡 40 岁及以上人群每年至少检测 1 次空腹血糖。

2. 对筛查的糖尿病前期患者,进行有针对性的健康教育,建议其每半年至少测量 1 次血糖,每年到医院进行一次糖尿病诊断检测,并接受医务人员的健康指导。有条件可以开展糖尿病前期患者管理。

3. 空腹血糖筛查是简单易行的方法,宜作为常规的筛查方法,但有漏诊的可能性,条件允许建议行 OGTT,同时检测空腹血糖和糖负荷后 2 小时血糖。

4. 考虑基层医疗卫生机构筛查的可操作性,可采用以空腹毛细血管血糖作为初筛手段的分段式筛查流程:所有筛查对象先进行空腹毛细血管血糖检测;空腹毛细血管血糖 <5.6mmol/L 为初筛阴性;≥5.6mmol/L 为初筛阳性,其中 ≥5.6mmol/L 且 <8.0mmol/L 者进一步行 OGTT,≥8.0mmol/L 者仅检测空腹静脉血糖,注意识别疑似糖尿病急危症患者。

第四章

血 糖 检 测

一、毛细血管血糖检测

（一）测试前的准备

1. 检查试纸条和质控品贮存是否恰当。
2. 检查试纸条的有效期及调码（如需要）是否符合。
3. 清洁血糖仪。
4. 检查质控品有效期。

（二）测试步骤

1. 用 75% 乙醇擦拭采血部位,待干后进行皮肤穿刺。
2. 通常采集指腹侧面等末梢毛细血管全血进行检测,不宜在水肿或感染的部位采血。紧急时可在耳垂处采血。
3. 皮肤穿刺后,弃去第一滴血液,将第二滴血液置于试纸上指定区域。

4. 严格按照操作说明书要求和操作规程进行检测。

5. 测定结果的记录包括被测试者姓名、测定日期、时间、结果、单位、检测者签名等。

6. 使用后的针头应置于专用医疗废物锐器盒内,按医疗废物处理。

二、自我血糖监测方案

(一)血糖监测的频率和时间点

血糖监测的频率和时间要根据患者病情的实际需要来决定,兼顾有效性和便利性。监测的时间点包括餐前、餐后2小时、睡前及夜间(一般为 2:00~3:00)等。

(二)血糖监测的原则

1. 采用生活方式干预控制糖尿病的患者,可根据需要有目的地通过血糖监测了解饮食控制和运动对血糖的影响来调整饮食和运动。

2. 使用口服降糖药者可每周监测 2~4 次空腹血糖或餐后 2 小时血糖。

3. 使用胰岛素治疗者应该更为积极地监测不同时间段的血糖。

(1)使用基础胰岛素的患者应监测空腹血糖,根据空腹血糖调整睡前胰岛素的剂量。

(2)使用预混胰岛素者应监测空腹和晚餐前血糖,根据空腹血糖调整晚餐前胰岛素剂量,根据晚餐前血糖调整早餐前胰岛素剂量,如果空腹血糖达标后,注意监测餐后血糖以优化治疗方案。

4. 当怀疑有低血糖时,应随时加测血糖;当末梢血糖测定值与静脉血浆血糖测定值之间的误差增大,应及时关注,寻找原因(如血糖仪是否准确? 试纸是否过期、受潮? 测量方法是否正确?);此外可根据需要加测运动或特殊行为(如驾驶)前的血糖。

5. 特殊人群(围手术期患者、低血糖高危人群、危重症患者、老年患者、1 型糖尿病及妊娠期糖尿病等)的监测应遵循以上血糖监测的基本原则,实行个体化的监测方案。

血糖监测各时间点血糖的适用范围如表2-4所示。

表2-4 各时间点血糖的适用范围

监测时间点	适用范围
餐前血糖	血糖水平较高,或有低血糖风险时
餐后 2 小时血糖	空腹血糖已获良好控制,但糖化血红蛋白仍不能达标者;需要了解饮食和运动对血糖影响者
睡前血糖	注射胰岛素(特别是晚餐前注射胰岛素)患者
夜间血糖	经治疗血糖已接近达标,但空腹血糖仍高者;或疑有夜间低血糖者
其他	出现低血糖症状时应及时监测血糖;剧烈运动前后宜监测血糖

三、糖化血红蛋白

糖化血红蛋白可以作为糖尿病的补充诊断标准,在临床上已作为评估长期血糖控制状况的金标准,是临床决定是否需要调整治疗方案的重要依据,也是评估慢性并发症发生风险的重要依据。标准 HbA1c 检测方法的正常参考值为 4%~6%,在治疗之初建议每 3 个月检测 1 次,一旦达到治疗目标可每 6 个月检查 1 次。HbA1c 测定所采用的方法应可以溯源到糖尿病控制和并发症试验(diabetes control and complications trial, DCCT)中曾使用过的 HbA1c 检测方法。影响 HbA1c 的因素较多,如镰状细胞病、妊娠期、葡萄糖 -6- 磷酸脱氢酶缺乏症、艾滋病、重度肾功能损害和血液透析、近期失血或输血,以及促红细胞生成素治疗等。

四、糖化白蛋白

糖化白蛋白(glycated albumin, GA)能反映糖尿病患者检测前 2~3 周的平均血糖水平,其正常参考值为 11%~17%。GA 对短期内血糖变化比 HbA1c 敏感,是评价患者短期糖代谢控制情况的良好指标。但合并某些疾病如肾病综合征、肝硬化等影响白蛋白更新速度时,GA 检测结果并不可靠。

第五章

糖尿病治疗

糖尿病治疗的关键点：行教育；勤监测；管住嘴；迈开腿；药莫忘。"五驾马车"驾驭好。

一、糖尿病治疗原则及控制目标

糖尿病的治疗应遵循综合管理的原则,包括控制高血糖、高血压、血脂异常、超重肥胖、高凝状态等心血管多重危险因素,在生活方式干预的基础上进行必要的药物治疗,以提高糖尿病患者的生存质量和延长预期寿命。同时也要遵循个体化的原则,根据患者的年龄、病程、预期寿命、并发症或合并症病情严重程度等确定个体化的控制目标。中国2型糖尿病综合控制目标和 HbA1c 分层目标值建议如表 2-5 及表 2-6 所示。

表 2-5　中国 2 型糖尿病综合控制目标

指标	目标值
血糖	
空腹	4.4~7.0mmol/L
非空腹	<10.0mmol/L
糖化血红蛋白 A1c	<7.0%
血压	<130/80mmHg
总胆固醇	<4.5mmol/L
高密度脂蛋白胆固醇	
男性	>1.0mmol/L
女性	>1.3mmol/L
甘油三酯	<1.7mmol/L
低密度脂蛋白胆固醇	
未合并动脉粥样硬化性心血管疾病	<2.6mmol/L
合并动脉粥样硬化性心血管疾病	<1.8mmol/L
体重指数	<24.0kg/m^2

注：体重指数（BMI）=体重（kg）/身高的平方（m^2）；1mmHg=0.133kPa。

表 2-6　糖化血红蛋白 A1c（HbA1c）分层目标值建议

HbA1c 水平	适用人群
<6.5%	年龄较轻、病程较短、预期寿命较长、无并发症、未合并心血管疾病的 2 型糖尿病患者，其前提是无低血糖或其他不良反应
<7.0%	大多数非妊娠成年 2 型糖尿病患者
<8.0%	年龄较大、病程较长、有严重低血糖史、预期寿命较短、有显著的微血管或大血管并发症或严重合并症的患者

注：HbA1c 分层目标适用于 18 岁及以上的成年人；年龄≥60 岁的老年糖尿病血糖控制标准可参照表 2-13。

二、降糖治疗策略与路径

2 型糖尿病的治疗应根据患者病情等综合因素进行个体化方案。生活方式干预是 2 型糖尿病的基础治疗措施，应贯穿于糖尿病治疗的始终。如果单纯生活方式干预不能使血糖控制达标，应开始单药治疗，2 型糖尿病药物治疗的首选是二甲双胍。若无禁忌且能耐受药物者，二甲双胍应一直保留在糖尿病的治疗方案中。有二甲双胍禁忌或不耐受二甲双胍的患者可根据情况选择胰岛素促泌剂，α- 糖苷酶抑制剂，噻唑烷二酮类（thiazolidinediones，TZDs），二肽基肽酶Ⅳ抑制剂（dipeptidyl peptidase Ⅳ inhibitor，DPP-4i），钠 - 葡萄糖共转运蛋白 2 抑制剂（sodium-glucose cotransporter 2 inhibitor，SGLT-2i）或胰高血糖素样肽 -1 受体激动剂（glucagon-like peptide-1 receptor agonist，GLP-1RA）。如单独使用二甲双胍治疗而血糖未达标，则应加用不同机制的口服或注射类降糖药物进行二联治疗。二联治疗 3 个月不达标的患者，应启动三联治疗，即在二联治疗的基础上加用一种不同机制的降糖药物。如三联治疗中未包括胰岛素而血糖不达标，可加用胰岛素治疗；如三联治疗已包括胰岛素而血糖仍不达标，则应将治疗方案调整为多次胰岛素治疗（基础胰岛素加餐时胰岛素注射或每日多次预混胰岛素注射）。基层 2 型糖尿病患者降糖治疗的主要治疗路径如图 2-1 所示。

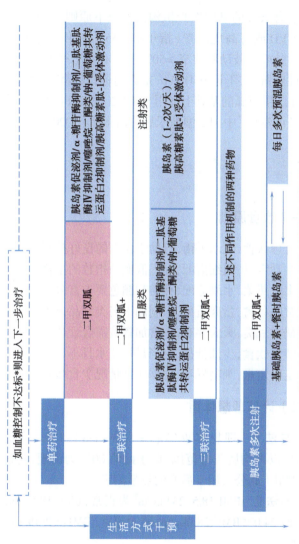

图 2-1　基层 2 型糖尿病患者降糖治疗路径

注：本图是根据药物疗效和安全性、卫生经济学等方面的临床证据以及我国国情等因素权衡考虑后推荐的主要药物治疗路径。

* 血糖控制标准参见表 1-5。

77

对于有条件的基层医疗机构推荐以下原则,即当患者合并 ASCVD 或有高危因素(指年龄≥55 岁并伴有冠状动脉或颈动脉或下肢动脉狭窄≥50% 或左心室肥厚)、心力衰竭或慢性肾脏病,不论其 HbA1c 是否达标,只要没有禁忌,可考虑在二甲双胍的基础上加用 SGLT-2i 或 GLP-1RA,具体治疗路径可参见《中国 2 型糖尿病防治指南(2020 年版)》。

三、糖尿病饮食计划的制订和估算

(一)饮食原则

1. 合理饮食,吃动平衡,有助于血糖的良好控制。
2. 主食定量,粗细搭配,提倡低血糖指数的主食。
3. 多吃蔬菜,水果适况,种类和颜色要丰富多样。
4. 常吃鱼禽,蛋肉适量,限制加工肉类制品摄入。
5. 奶类豆类,天天要有,零食加餐按需合理选择。
6. 清淡饮食,少油低盐,应当足量饮水且不饮酒。
7. 定时定量,细嚼慢咽,根据实际情况少食多餐。

(二)计算理想体重

1. **方法 1** 理想体重(kg)= 身高(cm)–105。在此值 ± 10% 以内均属正常范围,低于此值 20% 为消瘦,超过 20% 为肥胖(此公式用于后文的热量测定)。

2. **方法 2** BMI 18.5~23.9kg/m^2 为正常,BMI<18.5kg/m^2 属于消瘦,24.0≤BMI<28.0kg/m^2 属于超重,BMI≥28.0kg/m^2 属于肥胖。

（三）计算总热量

根据理想体重和参与体力劳动的情况计算，每日所需的总热量 = 理想体重 × 每公斤体重需要的热量，如表 2-7 所示。

表 2-7　不同体力劳动的热量需求

单位：kcal/（kg·d）

劳动强度	举例	消瘦	正常	超重或肥胖
卧床休息	—	25~30	20~25	15
轻体力劳动	办公室职员、教师、售货员、简单家务或与其相当的活动量	35	30	20~25
中体力劳动	学生、司机、外科医生、体育教师、一般农活，或与其相当的活动量	40	35	30
重体力劳动	建筑工、搬运工、冶炼工、重的农活、运动员、舞蹈者，或与其相当的活动量	45~50	40	35

（四）三大营养素的分配

1. 三大营养素每日所提供的热能在总热量中所占的百分比

（1）碳水化合物（谷类、薯类等）提供的能量应占全日总热量的 45%~60%。

（2）蛋白质【动物性蛋白（各种瘦肉、鱼、虾等）、植物性蛋白（黄豆及其制品等）】提供的能量应占全日总热量的 15%~20%。

（3）脂肪（饱和脂肪酸、多不饱和脂肪酸、单不饱和脂肪酸）提供的能量应占全日总热量的 20%~30%。

2. 三大营养物质及酒精所提供的热量　1g 碳水化合物提供 4kcal（1kcal=4.184kJ）、1g 蛋白质提供 4kcal、1g 脂肪提供 9kcal、1g 酒精提供 7kcal。

3. 计算每日应进食三大营养素的量　以张女士为例，每日需要从食物中摄入的总热量为 1 800kcal，其中碳水化合物占 45%~60%，即 1 800 ×（45%~60%）=810~1 080kcal；蛋白质占 15%~20%，即 1 800 ×（15%~20%）=270~360kcal；脂肪占 20%~30%，即 1 800 ×（20%~30%）=360~540kcal。

将以上三大营养素的热量换算成以克为单位的量，即张女士每日需要摄入：碳水化合物的量为（810~1 080）g ÷ 4=203~270g；蛋白质的量为（270~360）g ÷ 4=68~90g；脂肪的量为（360~540）g ÷ 9=40~60g。

（五）糖尿病饮食估算

1. 饮食略估法一

（1）主食：根据体力活动量来确定，每日至少三餐。休息者 200~250g/d（即每天 4~5 两）、轻体力劳动者 250~300g/d（每天 5~6 两）、中体力劳动者 300~400g/d（每天 6~8 两）、重体力劳动者 >400g/d（每天 8 两以上）。

（2）副食：蔬菜 300~500g、奶及奶制品 300~500g、动

物性食品 120~200g、大豆及坚果类 25~35g、油 25~30g、盐 <5g。

注：1 两 =50 克

2. 饮食略估法二

（1）普通膳食：适用于体重大致正常、一般状况较好的患者。休息者每日主食 200~250g（4~5 两），轻体力劳动者 250g（5 两），中体力劳动者 300g（6 两），消瘦或重体力劳动者 350~400g（7~8 两），动物性食品 120~200g，油 25~30g，蔬菜 300~500g、盐 <5g。

（2）低热量膳食：适用于肥胖者。主食及副食按上述减少 10% 以上，同时加强体育锻炼。

（3）高蛋白膳食：适用于儿童、孕妇、乳母、营养不良、消耗性疾病者，主食总热卡可比普通膳食增加 10% 以上。动物性蛋白质增加 20% 以上。

（六）血糖生成指数

血糖生成指数（glycemic index，GI）表示富含碳水化合物的食物升血糖的能力，它反映的是碳水化合物因 "质" 的不同所导致的对餐后血糖的影响不同。通俗来讲，GI 代表我们摄入的食物造成血糖上升速度快慢的数值；进食较高 GI 的食物，血糖上升速度较快，反之，进食较低 GI 的食物，血糖上升速度则较慢。此外，相同热量的食物，也会因为食物的种类、烹调方式、来源及纤维含量不同，导致 GI 不同。根据食物 GI，合理安排膳食，对于调节和控制血糖大有好处。表 2-8 为常见食物的 GI 值。干预方法可参见《中国糖尿病健康管理规范（2020）》。

表 2-8　常见食物血糖生成指数（GI）值

分类	食物名称	GI
谷类及制品	面条（白细,煮）	41
	馒头（精制小麦粉）	85
	大米饭（粳米,精米）	90
	大米饭（粳米,糙米）	78
	小米粥	60
	玉米面粥	50
	荞麦面条	59
薯类、淀粉及制品	马铃薯	62
	甘薯	54
豆类及制品	黄豆（浸泡）	18
	豆腐（炖）	32
	绿豆	27
	扁豆（红,小）	26
	扁豆（绿,小）	30
蔬菜类	胡萝卜	71
	南瓜	75
	山药	51
	芋头	48
	菜花	15
	芹菜	15
	黄瓜	15
	茄子	15
	青椒	15
	西红柿	15
	菠菜	15

续表

分类	食物名称	GI
果类	苹果	36
	梨	36
	桃	28
	李子	24
	樱桃	22
	葡萄	43
	猕猴桃	52
	柑	43
	柚	25
	菠萝	66
	芒果	55
	香蕉	52
	西瓜	72
糖类	葡萄糖	100
	绵白糖	84
	蔗糖	65
	果糖	23
	乳糖	46
	麦芽糖	105
	蜂蜜	73
	巧克力	49
种子类	花生	14
	腰果	25

续表

分类	食物名称	GI
乳及乳制品	牛奶	28
	全脂牛奶	27
	脱脂牛奶	32
	低脂奶粉	12
	降糖奶粉	26
	酸奶（加糖）	48
	酸乳酪	36
速食食品	燕麦片（混合）	83
	比萨饼（含乳酪）	60
	汉堡包	61
	白面包	88
	面包（全麦粉）	69
	燕麦粗粉饼干	55
	小麦饼干	70
	苏打饼干	72
	酥皮糕点	59
	爆玉米花	55
饮料类	苹果汁	41
	水蜜桃汁	33
	菠萝汁（不加糖）	46
	橘子汁	57
	可乐饮料	40
	冰淇淋	61

续表

分类	食物名称	GI
混合膳食及其他	饺子(三鲜)	28
	包子(芹菜猪肉)	39
	牛肉面	89
	西红柿汤	38

四、运动治疗

运动锻炼在2型糖尿病患者的综合管理中占重要地位。规律运动有助于控制血糖,减少心血管危险因素,减轻体重,提升幸福感,而且对糖尿病高危人群一级预防效果显著。

(一)运动时应遵循的原则

1. **安全性** 掌握运动治疗的适应情况及禁忌。

2. **科学性、有效性** 提倡低等、中等强度运动【50%~70%最大心率(最大心率=220–年龄),运动时有些费力,心跳和呼吸加快但不急促】,适应中等强度后可循序渐进地进行较大强度运动,有氧运动为主,每周约150分钟,辅以每周2~3次的抗阻运动。

3. **个体化** 根据患者的糖尿病病程、严重程度、并发症、年龄、个人条件、家庭状况、运动环境、生活习惯、经济、文化背景等多方因素制定运动方案。强调多样性、趣味性,针对个体情况,需要因时因地而宜,因人而异。

4. 专业人员指导　康复医学或运动医学医师、内分泌代谢专科医师，甚至需要心血管内科、神经内科、肾内科、眼科、精神心理科等相关科室的医生协助指导。

5. 全方位管理　运动治疗需要与饮食治疗、药物和心理治疗、糖尿病教育、血糖监测等多个方面相结合，方能获得最大的治疗效益。

6. 运动治疗计划调整原则　循序渐进（逐渐延长运动时间、增加运动频率、加大运动强度），持之以恒（每周3~5次），运动后适度恢复。选择喜欢并且适合的运动种类、注意运动安全，避免受伤。

7. 动则有益、贵在坚持、多动更好、适度量力。

（二）运动治疗的禁忌

糖尿病酮症酸中毒；空腹血糖 >16.7mmol/L；糖尿病合并增殖期视网膜病变，严重的肾病，严重的心脑血管疾病（不稳定性心绞痛、严重心律失常、短暂性脑缺血发作）；糖尿病合并急性感染等。

（三）运动的注意事项

1. 运动的选择应简单和安全。运动的时间和强度应相对固定，切忌运动量忽大忽小。

2. 注射胰岛素的患者，运动前最好将胰岛素注射在身体的非运动区。因为肢体的活动可使胰岛素吸收加快、作用增强，易发生低血糖。

3. 有条件者最好在运动前和运动后各测一次血糖，以掌握运动强度与血糖变化的规律，还应重视运动后的迟发低血糖。

4. 在正式运动前应先做低强度热身运动 5~10 分钟。

5. 运动过程中注意心率变化及感觉,如轻微喘息、出汗等,以掌握运动强度。若出现乏力、头晕、心慌、胸闷、憋气、出虚汗以及腿痛等不适,应立即停止运动,原地休息。若休息后仍不能缓解,应及时到医院就诊。

6. 运动时要及时补充水分,以补充汗液的丢失。

7. 运动即将结束时,再做 5~10 分钟的恢复整理运动,并逐渐使心率降至运动前水平,而不要突然停止运动。

8. 运动后仔细检查双脚,如发现红肿、青紫、水疱、血疱、感染等,应及时请专业人员协助处理。

干预方法可参见《中国糖尿病健康管理规范(2020)》。

五、降糖治疗(未包括胰岛素)

基层医疗卫生机构应根据患者的具体病情制定治疗方案,并指导患者使用药物。临床应用时还需要参照药物说明书,必要时咨询药剂专业人员。胰岛素以外的常用降糖药物如表 2-9 所示。

(一)二甲双胍

二甲双胍是 2 型糖尿病患者的基础用药。如无禁忌且能耐受药物者,二甲双胍应贯穿药物治疗的全程。

【药理作用】

减少肝脏葡萄糖的输出,改善外周胰岛素抵抗。

表 2-9　常用降糖药（未包括胰岛素）

类别	通用名	每片（支）剂量 /mg	剂量范围 /（mg·d⁻¹）	作用时间 /h	半衰期 /h	主要不良反应
双胍类	二甲双胍	250、500、850	500~2 000	5~6	1.5~1.8	胃肠道反应
	二甲双胍缓释片	500	500~2 000	8	6.2	
磺脲类	格列本脲	2.5	2.5~15	16~24	10~16	低血糖、体重增加
	格列吡嗪	2.5、5	2.5~30	8~12	2~4	
	格列吡嗪控释片	5	5~20	6~12（最大血药浓度）	2~5	
	格列齐特	80	80~320	10~20	6~12	
	格列齐特缓释片	30、60	30~120	—	12~20	
	格列喹酮	30	30~180	8	1.5	
	格列美脲	1、2	1~8	24	5	

续表

类别	通用名	每片（支）剂量 /mg	剂量范围 /（mg·d⁻¹）	作用时间 /h	半衰期 /h	主要不良反应
格列奈类	瑞格列奈	0.5、1、2	1~16	4~6	1	低血糖、体重增加
	那格列奈	120	120~360	1.3	—	
	米格列奈钙片	10	30~60	0.23~0.28（峰浓度时间）	1.2	
α-糖苷酶抑制剂	阿卡波糖	50、100	100~300	—	—	胃肠道反应
	伏格列波糖	0.2	0.2~0.9	—	—	
	米格列醇	50	100~300	—	—	
噻唑烷二酮类	罗格列酮	4	4~8	—	3~4	体重增加、水肿
	吡格列酮	15、30	15~45	2（达峰时间）	3~7	
DPP-4i	西格列汀	100	100	24	12.4	
	沙格列汀	5	5	24	2.5	
	维格列汀	50	100	24	2	

续表

类别	通用名	每片（支）剂量/mg	剂量范围/（mg·d⁻¹）	作用时间/h	半衰期/h	主要不良反应
DPP-4i	利格列汀	5	5	1.5（达峰时间）	12	
	阿格列汀	25	25	1~2（达峰时间）	21	
SGLT-2i	达格列净	10	10	24	12.9	生殖泌尿道感染、血容量不足相关不良反应
	恩格列净	10	10~25	1.3~3（达峰时间）	5.6~13.1	
	卡格列净	100、300	100~300	1~2（达峰时间）	10.6~13.1	
	艾托格列净	5	5~15	1（达峰时间）	16.6	
GLP-1RA	艾塞那肽	0.3/1.2mL、0.6/2.4mL	0.01~0.02	10	2.4	胃肠道反应
	利拉鲁肽	18/3mL	0.6~1.8	24	13	

续表

类别	通用名	每片（支）剂量 /mg	剂量范围 /（mg·d^{-1}）	作用时间 /h	半衰期 /h	主要不良反应
	贝那鲁肽	2.1mL/4.2mg	0.3~0.6	2	0.25	
	利司那肽	0.15/3mL、0.3/3mL	0.01~0.02	1~2（达峰时间）	2~4	
	艾塞那肽周制剂	2/瓶	2mg 每周1次	2 个高峰[a]	2.4h 每次释放	
GLP-1RA	度拉糖肽	0.75/0.5mL、1.5/0.5mL	0.75~1.50mg 每周1次	48（达峰时间）	108~112	
	洛塞那肽	0.1/0.5mL、0.2/0.5mL	0.1~0.2mg 每周1次	67~118（达峰时间）	104~121	
	司美格鲁肽	2/1.5mL、4/3mL	0.25~1mg 每周1次	56（达峰时间）	168	

注：1. DPP-4i 为二肽基肽酶IV抑制剂；2. SGLT-2i 为钠 - 葡萄糖共转运蛋白 2 抑制剂；3. GLP-1RA 为胰高血糖素样肽 -1 受体激动剂。

[a] 2 周微球表面结合的艾塞那肽释放及 6~7 周微球内的艾塞那肽释放。

"—" 为无数据

【主要不良反应】

胃肠道反应。

【严重不良反应】

乳酸性酸中毒。

【禁忌】

双胍类药物禁用于肾功能不全【血肌酐水平男性 >132.6μmol/L（1.5mg/dL），女性 >123.8μmol/L（1.4mg/dL）或估算的肾小球滤过率（estimated glomerular filtration rate，eGFR）<45mL·min^{-1}·1.73m^{-2}】、肝功能不全、糖尿病急性并发症、严重感染、缺氧、接受大手术、酗酒者等。造影检查如使用碘化对比剂时，应暂时停用二甲双胍，且多饮水，在检查完至少 48 小时且复查肾功能无恶化后可继续用药。

【临床应用注意事项】

为了减少胃肠道反应的发生，应从小剂量开始服用，逐渐增加剂量。长期服用二甲双胍可能引起维生素 B_{12} 水平下降，因此建议长期使用二甲双胍者可每年测定 1 次血清维生素 B_{12} 水平，如缺乏应适当补充维生素 B_{12}。

乳酸性酸中毒是一种罕见但严重的代谢并发症，乳酸性酸中毒的风险随肾功能不全的程度和患者年龄的增大而增加。一旦怀疑发生乳酸性酸中毒，必须立即停药并立即转诊至上级医院诊治。已知酒精可增强二甲双胍对乳酸盐代谢的影响；因此，要告诫患者在服用二甲双胍时，无论短期或长期都不要过量喝酒。

（二）胰岛素促泌剂

胰岛素促泌剂包括磺脲类和格列奈类药物。

【药理作用】

促进胰岛 β 细胞分泌胰岛素,增加体内胰岛素水平。

【主要不良反应】

低血糖和体重增加。

【禁忌】

已明确诊断的 1 型糖尿病患者、2 型糖尿病伴酮症酸中毒 / 高血糖高渗状态、感染、外伤、重大手术等应激情况,严重肝肾功能不全、对该类药物过敏或有严重不良反应者等。

【临床应用注意事项】

磺脲类药物如果使用不当可导致低血糖,特别是老年患者和肝、肾功能不全者。服用磺脲类药物时宜从小剂量开始,根据血糖监测结果逐渐调整用量。磺脲类药物还可导致体重增加。有轻度肾功能不全的患者如使用磺脲类药物宜选择格列喹酮。格列奈类药物的常见不良反应是低血糖和体重增加,但低血糖的风险和程度较磺脲类药物轻。

（三）α- 糖苷酶抑制剂

【药理作用】

延缓碳水化合物在小肠上部的吸收。

【主要不良反应】

胃肠道反应如腹胀、排气增多等。

【禁忌】

有明显消化和吸收障碍的慢性胃肠功能紊乱患者,患有由于肠胀气可能恶化的疾患(如严重疝气、肠梗阻和肠溃疡)者,糖尿病伴酮症酸中毒 / 高血糖高渗状态,严重肝肾功能不全,对该类药物过敏者等。

【临床应用注意事项】

α-糖苷酶抑制剂的常见不良反应为胃肠道反应(如腹胀、排气等)。从小剂量开始,逐渐加量是减少不良反应的有效方法。单独服用本类药物通常不会发生低血糖。用α-糖苷酶抑制剂的患者如果出现低血糖,治疗时需使用葡萄糖或蜂蜜,而食用蔗糖或淀粉类食物纠正低血糖的效果差。

（四）TZDs

【药理作用】

增加机体对胰岛素作用的敏感性。

【主要不良反应】

体重增加和水肿;增加骨折和心力衰竭发生的风险。

【禁忌】

有心力衰竭【纽约心脏协会心功能分级Ⅱ级(即心脏病患者的体力活动轻度受限,休息时无自觉症状,一般体力活动可引起心悸、气喘、呼吸困难等心力衰竭症状)及Ⅱ级以上】,活动性肝病或转氨酶升高超过正常上限 2.5 倍及严重骨质疏松和有骨折病史的患者。

【临床应用注意事项】

TZDs 单独使用时不增加低血糖风险,但与胰岛素或胰岛素促泌剂联合使用时可增加低血糖风险。体重增加和水肿是 TZDs 的常见不良反应,这些不良反应在与胰岛素联合使用时表现更加明显。

（五）DPP-4i

【药理作用】

通过抑制二肽基肽酶Ⅳ（DPP-4）减少胰高血糖素样肽-1（GLP-1）在体内失活，使内源性 GLP-1 水平升高。GLP-1以葡萄糖浓度依赖的方式增加胰岛素分泌，抑制胰高血糖素分泌。

【主要不良反应】

总体不良反应发生率低。可能出现超敏反应、头痛、上呼吸道感染等。

【禁忌】

对该类药物过敏者。

【临床应用注意事项】

在开始使用 DPP-4i 治疗之后，应观察患者是否出现胰腺炎症状和体征。如怀疑发生胰腺炎，应立即停用，并给予适当的治疗措施。尚不清楚有胰腺炎病史的患者在使用 DPP-4i 治疗时，胰腺炎的发病风险是否升高。沙格列汀可以增加心力衰竭的住院风险，因此有心力衰竭高风险因素和心力衰竭患者应避免使用沙格列汀。

（六）SGLT-2i

【药理作用】

抑制肾脏对葡萄糖的重吸收，降低肾糖阈，从而促进尿糖的排出。

【主要不良反应】

泌尿系统和生殖系统感染及与血容量不足相关的不良

反应,罕见不良反应包括酮症酸中毒等。

【禁忌】

对该类药物有严重过敏反应者;重度肾功能损害、终末期肾病或需要透析的患者等。eGFR<45mL·min^{-1}·1.73m^{-2}的糖尿病患者不建议为改善血糖启用 SGLT-2i,eGFR<30mL·min^{-1}·1.73m^{-2}者停用。

【临床应用注意事项】

SGLT-2i 的常见不良反应为泌尿系统和生殖系统感染。为避免生殖道和泌尿道感染的发生,建议使用前询问病史,半年内反复发生泌尿生殖系统感染的患者不推荐使用;建议在用药期间注意个人外阴部卫生,适量饮水,保持排尿通畅;在使用过程中,如果发生感染并需要抗感染治疗时建议暂停 SGLT-2i。SGLT-2i 严重不良反应包括酮症酸中毒。SGLT-2i 相关酮症酸中毒可发生在血糖轻度升高或正常时,服用前应考虑可能诱发酮症酸中毒的因素,如极低碳水化合物饮食、过度运动、手术、胰岛素分泌不足患者胰岛素减量过快或停用等。如怀疑酮症酸中毒发生,应停止使用 SGLT-2i,并对患者进行评估,立即进行治疗或转诊。SGLT-2i 具有渗透性利尿作用,可导致血容量不足的相关不良反应(如症状性低血压、头晕、脱水等)。此外,脱水还可能导致急性肾损伤的发生。因此,服用期间应注意血容量不足的相关症状和体征,尤其是老年患者或正在服用利尿剂的患者。

（七）GLP-1RA

【药理作用】

通过激活 GLP-1 受体以葡萄糖浓度依赖的方式刺激

胰岛素分泌和抑制胰高血糖素分泌,同时增加肌肉和脂肪组织的葡萄糖摄取,抑制肝脏葡萄糖的生成而发挥降糖作用,并延缓胃排空,抑制食欲等。

【主要不良反应】

胃肠道反应,包括腹泻、恶心、腹胀、呕吐等。

【禁忌】

对该类产品活性成分或任何其他辅料过敏者、有甲状腺髓样癌病史或家族史者、2型多发性内分泌腺瘤病(MEN2)患者等。

【临床应用注意事项】

使用GLP-1RA的患者观察到急性胰腺炎的发生,应当告知患者急性胰腺炎的特征性症状。如果怀疑发生了胰腺炎,应该立即停用该类药物;如果确认患者发生了急性胰腺炎,不应再次使用该类药物进行治疗。GLP-1RA有延缓胃排空的作用,可能加重严重胃肠道疾病,如炎症性肠病或胃轻瘫患者的胃肠道不适等,因而在此类患者中应慎用GLP-1RA。

不同肾功能分期口服降糖药物的使用见附件2-1。

六、胰岛素治疗

(一)胰岛素分类

根据来源和化学结构的不同,胰岛素可分为动物胰岛素、人胰岛素和胰岛素类似物。根据作用特点的差异,胰岛素又可分为超短效胰岛素类似物、常规(短效)胰岛素、中效胰岛素、长效胰岛素、长效胰岛素类似物、预混胰岛素、预混胰岛素类似物以及双胰岛素类似物。常用胰岛素及作用特点如表 2-10 所示。

表 2-10　常用胰岛素及其作用特点

胰岛素制剂	起效时间	峰值时间	作用持续时间
短效人胰岛素（RI）	15~60min	2~4h	5~8h
门冬胰岛素	10~15min	1~2h	4~6h
赖脯胰岛素	10~15min	1~1.5h	4~5h
谷赖胰岛素	10~15min	1~2h	4~6h
中效人胰岛素（NPH）	2.5~3h	5~7h	13~16h
长效胰岛素（PZI）	3~4h	8~10h	20h
甘精胰岛素 U100	2~3h	无峰	30h
甘精胰岛素 U300	6h	无峰	36h
地特胰岛素	3~4h	3~14h	24h
德谷胰岛素	1.0h	无峰	42h
预混人胰岛素（30R，70/30）	30min	2~12h	14~24h
预混人胰岛素（40R）	30min	2~8h	24h
预混人胰岛素（50R）	30min	2~3h	10~24h
预混门冬胰岛素 30	10~20min	1~4h	14~24h
预混门冬胰岛素 50	15min	30~70min	16~24h
预混赖脯胰岛素 25	15min	30~70min	16~24h
预混赖脯胰岛素 50	15min	30~70min	16~24h
双胰岛素类似物（德谷门冬双胰岛素 70/30）	10~15min	1.2h	超过 24h

注：常规胰岛素（regular insulin，RI）；低精蛋白胰岛素（neutral protamine hagedorn，NPH）；鱼精蛋白锌胰岛素（protamine zinc insulin，PZI）。

（二）胰岛素的起始治疗

2型糖尿病患者经过生活方式和口服降糖药联合治疗3个月,若血糖仍未达到控制目标,应及时起始胰岛素治疗。2型糖尿病患者的胰岛素起始治疗可以采用每日1~2次胰岛素皮下注射,每日1次胰岛素治疗者往往需要联合应用口服降糖药物。对于HbA1c≥9.0%或空腹血糖≥11.1mmol/L同时伴明显高血糖症状的新诊断2型糖尿病患者可考虑实施短期（2周~3个月）胰岛素强化治疗或及时转诊。

根据患者具体情况,可选用基础胰岛素、预混胰岛素或双胰岛素类似物起始胰岛素治疗。

1. 基础胰岛素的使用

（1）基础胰岛素包括中效人胰岛素和长效胰岛素类似物。当仅使用基础胰岛素治疗时,保留原有各种口服降糖药物,不必停用胰岛素促泌剂。

（2）使用方法:继续口服降糖药治疗,联合中效人胰岛素或长效胰岛素类似物睡前注射。起始剂量为 $0.1\sim0.2U \cdot kg^{-1} \cdot d^{-1}$,HbA1c>8.0% 者,可考虑 $0.2\sim0.3U \cdot kg^{-1} \cdot d^{-1}$ 起始; $BMI≥25kg/m^2$ 者在起始基础胰岛素时,可考虑 $0.3U \cdot kg^{-1} \cdot d^{-1}$ 起始。根据患者空腹血糖水平调整胰岛素用量,通常每3~5天调整1次,根据血糖水平每次调整 1~4U 直至空腹血糖达标。基础胰岛素的最大剂量可为 $0.5\sim0.6U \cdot kg^{-1} \cdot d^{-1}$。

（3）如3个月后空腹血糖控制理想但 HbA1c 不达标,或每天基础胰岛素用量已经达到最大剂量血糖仍未达标,应考虑调整胰岛素治疗方案。

2. 预混胰岛素的使用

（1）预混胰岛素包括预混人胰岛素和预混胰岛素类似物。根据患者的血糖水平，可选择每日 1~2 次的注射方案。当 HbA1c 比较高时，使用每日 2 次注射方案。

（2）每日 1 次预混胰岛素：起始的胰岛素剂量一般为 $0.2U \cdot kg^{-1} \cdot d^{-1}$，晚餐前注射。根据患者空腹血糖水平调整胰岛素用量，通常每 3~5 天调整 1 次，根据血糖水平每次调整 1~4U 直至空腹血糖达标。

（3）每日 2 次预混胰岛素：起始的胰岛素剂量一般为 $0.2~0.4U \cdot kg^{-1} \cdot d^{-1}$，按 1:1 的比例分配到早餐前和晚餐前。根据空腹血糖和晚餐前血糖分别调整晚餐前和早餐前的胰岛素用量，每 3~5 天调整 1 次，根据血糖水平每次调整的剂量为 1~4U，直到血糖达标。

3. 双胰岛素类似物的使用　目前上市的双胰岛素类似物只有德谷门冬双胰岛素（IDegAsp），该药一般从 $0.1~0.2U \cdot kg^{-1} \cdot d^{-1}$ 开始，于主餐前注射，根据空腹血糖水平调整剂量直至达标。肥胖或 HbA1c>8.0% 的患者，可选择更高剂量起始。德谷门冬双胰岛素每天 1 次治疗，剂量达到 $0.5U \cdot kg^{-1} \cdot d^{-1}$ 或 30~40U 餐后血糖仍控制不佳，或患者每天有 2 次主餐时，可考虑改为每天注射 2 次。

（三）胰岛素的多次皮下注射

在胰岛素起始治疗的基础上，经过充分的剂量调整，如患者的血糖水平仍未达标或出现反复的低血糖，需要进一步优化治疗方案。可以采用餐时＋基础胰岛素（每日 2~4 次）或每日 2~3 次预混胰岛素类似物进行胰岛素强化治疗,使用方法如下。

1. 餐时+基础胰岛素 根据中餐前、晚餐前和睡前血糖水平分别调整三餐前的胰岛素用量,根据空腹血糖水平调整睡前基础胰岛素用量,每3~5天调整1次,根据血糖水平每次调整的剂量为1~4U,直至血糖达标。开始使用餐时+基础胰岛素方案时,可在基础胰岛素的基础上采用仅在一餐前(如主餐)加用餐时胰岛素的方案。之后根据血糖的控制情况决定是否在其他餐前加用餐时胰岛素。

2. 每日2~3次预混胰岛素(预混人胰岛素每日2次,预混胰岛素类似物每日2~3次) 根据睡前和三餐前血糖水平进行胰岛素剂量调整,每3~5天调整1次,直到血糖达标。

(四)胰岛素注射规范

1. 规范胰岛素注射九步骤

(1)注射前洗手。

(2)核对胰岛素类型和注射剂量。

(3)安装胰岛素笔芯。

(4)预混胰岛素注射前须充分混匀。

(5)安装胰岛素注射笔用针头。

(6)检查注射部位和消毒。

(7)根据胰岛素注射笔针头的长度,明确是否捏皮及进针的角度。

(8)注射完毕以后,针头滞留至少10秒后再拔出。

(9)注射完成后立即旋上外针帽,将针头从注射笔上取下,并丢弃在锐器收纳盒中。

2. 胰岛素注射器的使用步骤

（1）开启瓶盖，根据药品说明书决定是否摇匀药液。

（2）取 75% 酒精棉签消毒药瓶。

（3）取胰岛素注射器，查看有效使用期及包装完好后，打开包装袋，取出注射器。

（4）抽吸药液，并排尽注射器内的空气，将保护套套于针头上，针筒放在原注射器包装袋内。

（5）选择注射部位，常用腹部、上臂三角肌外缘、臀部、大腿的外侧（图 2-2）。

（6）用 75% 酒精消毒棉签消毒皮肤，消毒范围直径为 5~6cm。

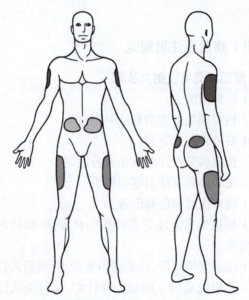

图 2-2　推荐的胰岛素注射部位

（7）注射：①左手固定注射部位的皮肤，右手持注射器，使针头斜面向上与皮肤呈 30°~40°（4mm 针头可以垂直注射），迅速刺入皮下。②回抽活塞确定无回血，慢慢将药液全部注入。③注射完毕以无菌棉球轻轻按压针眼处，快速拔针。

（8）注意事项：①只能用 75% 的酒精消毒皮肤，禁用碘酒消毒（碘和胰岛素的相互作用会降低胰岛素的效果）。②注射后需要根据注射胰岛素的剂型决定是否进食（通常注射超短效胰岛素类似物、短效胰岛素、预混胰岛素及预混胰岛素类似物需要进食），以免发生低血糖。③针头刺入角度不宜超过 45°，以免刺入肌层。④注射时应避开瘢痕、压痛或结节等部位，以防药物吸收不良。⑤应采用循环区域注射，在上臂外侧、股外侧、腹部和臀部交替注射，以防引起局部硬结和皮下脂肪增生。⑥如药液储存在冰箱内，必须提前 30 分钟取出，以免引起注射部位疼痛。

3. 胰岛素笔的使用

（1）取已备好的注射器，确认剂量选择处于零位，然后调取 2U，拿起胰岛素笔，使之针尖向上，用手指轻弹笔芯架数下。

（2）按下注射推键。

（3）直至有一滴饱满的药液挂在针尖上。

（4）调整胰岛素的剂量。

（5）选择注射部位，消毒，针刺皮下完全按下注射推键。

（6）直至剂量显示恢复至零位。

（7）注意事项：①只能用 75% 的酒精消毒皮肤，禁用碘酒消毒（碘和胰岛素的相互作用会降低胰岛素的效果）。②注射后需要根据注射胰岛素的剂型决定是否进食（通常注射超短效胰岛素类似物、短效胰岛素、预混胰岛素类似物以及双胰岛素类似物需要进食），以免发生低血糖。③注射部位应经常轮换，腹部的注射部位应在脐周2~10cm处。④如药液储存在冰箱内，必须提前30分钟取出，以免引起注射部位疼痛。⑤胰岛素笔应在25℃左右的常温下保存，无须放入冰箱。⑥注射完毕后应将针头取下，以免温度变化造成药液外溢。⑦每次注射之前，都应针尖朝上，排尽空气。⑧笔芯上的色带表示胰岛素的不同剂型，注射前应仔细查对，确认无误后方可注射。

七、降压治疗

高血压是糖尿病的常见伴发病之一。一般糖尿病合并高血压患者，在安全达标的前提下降压目标应 <130/80mmHg（1mmHg=0.133kPa）；糖尿病伴严重冠心病或年龄在 65~80 岁的老年患者，可采取相对宽松的降压目标值，控制在 140/90mmHg 以下；80 岁以上患者或有严重慢性疾病（如需要长期护理、慢性疾病终末期）者，血压可控制在 150/90mmHg 以下。对于伴有缺血性心脏病的老年高血压患者，在强调收缩压达标的同时应关注舒张压，舒张压不宜低于 60mmHg。生活方式干预是控制高血压的重要手段，主要包括健康教育、减少钠盐摄入、合理膳食、规律运动、不吸烟、不饮酒、控制体重、减轻精神压力、保持心理平衡等。糖尿病患者的血压水平如果超过 120/80mmHg，即应开始生活方式干预以预防高血压的发生。血压≥140/90mmHg 者可考虑开始药物降压治疗。糖尿病患者血压≥160/100mmHg 或高于目标值 20/10mmHg 时应立即开始

降压药物治疗,并可以采取联合治疗方案。

　　降压药物选择时应综合考虑降压疗效,对心、脑、肾的保护作用,安全性和依从性以及对代谢的影响等因素。五类降压药物:血管紧张素转化酶抑制剂(angiotensin-converting enzyme inhibitor, ACEI)、血管紧张素Ⅱ受体拮抗剂(angiotension Ⅱ receptor blocker, ARB)、利尿剂、钙通道阻滞剂、β受体阻滞剂均可用于糖尿病患者,其中 ACEI 或 ARB 为糖尿病合并蛋白尿或慢性肾脏病患者的首选药物。为达到降压目标,通常需要多种降压药物联合应用。联合用药推荐以 ACEI 或 ARB 为基础的降压药物治疗方案,可以联合钙通道阻滞剂、小剂量利尿剂或选择性β受体阻滞剂。在联合方案中更推荐单片固定复方制剂(ARB/钙通道阻滞剂、ARB 或 ACEI/利尿剂)。固定复方制剂在疗效、依从性和安全性方面均优于上述药物自由联合。临床应用时还需要参照药物说明书,必要时咨询药剂专业人员。常用降压药物如表 2-11 所示。不同肾功能分期降压药物的使用见附件 2-2。

表 2-11　常用降压药

药物通用名	常用剂量 /mg	最大剂量 /($mg \cdot d^{-1}$)	主要不良反应
卡托普利	12.5~50.0, 2~3 次 /d	450	咳嗽,血钾升高,血管性水肿
依那普利	5~40, 1 次 /d	40	咳嗽,血钾升高,血管性水肿
西拉普利	2.5~5.0, 1 次 /d	10	咳嗽,血钾升高,血管性水肿

续表

药物通用名	常用剂量 /mg	最大剂量 /（mg·d⁻¹）	主要不良反应
福辛普利	10~40，1 次 /d	40	咳嗽，血钾升高，血管性水肿
培哚普利	4~8，1 次 /d	8	咳嗽，血钾升高，血管性水肿
雷米普利	2.5~10.0，1 次 /d	20	咳嗽，血钾升高，血管性水肿
赖诺普利	10~40，1 次 /d	80	咳嗽，血钾升高，血管性水肿
贝那普利	5~40，1 次 /d	40	咳嗽，血钾升高，血管性水肿
咪哒普利	2.5~10.0，1 次 /d	10	咳嗽，血钾升高，血管性水肿
氯沙坦	50~100，1 次 /d	100	血钾升高，血管性水肿（罕见）
缬沙坦	80~160，1 次 /d	320	血钾升高，血管性水肿（罕见）
厄贝沙坦	150~300，1 次 /d	300	血钾升高，血管性水肿（罕见）
坎地沙坦	8~16，1 次 /d	32	血钾升高，血管性水肿（罕见）
替米沙坦	40~80，1 次 /d	80	血钾升高，血管性水肿（罕见）
奥美沙坦	20~40，1 次 /d	40	血钾升高，血管性水肿（罕见）
依普沙坦	400~800，1 次 /d	800	血钾升高，血管性水肿（罕见）

续表

药物通用名	常用剂量/mg	最大剂量/(mg·d^{-1})	主要不良反应
硝苯地平	10~30,3 次/d	90	水肿,头痛,潮红
硝苯地平缓释片	10~20,2 次/d	—	水肿,头痛,潮红
硝苯地平控释片	30,1~2 次/d	—	水肿,头痛,潮红
苯磺酸氨氯地平	2.5~10.0,1 次/d	10	水肿,头痛,潮红
非洛地平	2.5~10.0,1 次/d	10	水肿,头痛,潮红
拉西地平	4~8,1 次/d	8	水肿,头痛,潮红
佩尔地平	40,2 次/d	80	水肿,头痛,潮红
尼群地平	10~20,3 次/d	60	水肿,头痛,潮红
尼莫地平	30~60,3 次/d	—	水肿,头痛,潮红
乐卡地平	10~20,1 次/d	20	水肿,头痛,潮红
地尔硫䓬缓释片	90,2 次/d	360	水肿,头痛,眩晕
维拉帕米缓释片	120~240,1 次/d	480	房室传导阻滞,心功能抑制,便秘
美托洛尔缓释剂	47.5~95.0,1 次/d	190	支气管痉挛,心功能抑制
比索洛尔	2.5~10.0,1 次/d	20	支气管痉挛,心功能抑制
阿替洛尔	12.5~50.0,1 次/d	100	支气管痉挛,心功能抑制
普萘洛尔	20~90,3 次/d	320	支气管痉挛,心功能抑制

续表

药物通用名	常用剂量 /mg	最大剂量 /（mg·d⁻¹）	主要不良反应
拉贝洛尔	200~600，2 次 /d	1 200	体位性低血压,支气管痉挛
卡维地洛	12.5~50.0，2 次 /d	100	体位性低血压,支气管痉挛
阿罗洛尔	10~15，2 次 /d	30	体位性低血压,支气管痉挛
呋塞米	20~40，1~2 次 /d	80	血钾降低
氯噻酮	12.5~25，1 次 /d	100	血钾降低,血钠降低,血尿酸升高
氢氯噻嗪	12.5~25，1 次 /d	50	血钾降低,血钠降低,血尿酸升高
吲达帕胺	1.25~2.50，1 次 /d	2.5	血钾降低,血钠降低,血尿酸升高
吲达帕胺缓释片	1.5，1 次 /d	1.5	血钾降低,血钠降低,血尿酸升高
阿米洛利	5~10，1 次 /d	10	血钾增高
氨苯蝶啶	25~100，1 次 /d	100	血钾增高
螺内酯	10~40，1~2 次 /d	80	血钾增高
特拉唑嗪	1~20，1~2 次 /d	20	体位性低血压
多沙唑嗪	1~8，1~2 次 /d	16	体位性低血压
哌唑嗪	1~10，2~3 次 /d	20	体位性低血压

注：1.“—”为药品说明书中未标注针对高血压的最大用量；2. 建议按常规用量使用。

八、调脂治疗

进行调脂药物治疗时，LDL-C 目标值：有明确 ASCVD 病史患者 LDL-C<1.8mmol/L，无 ASCVD 病史的糖尿病患者 LDL-C<2.6mmol/L。

临床首选他汀类调脂药物。起始宜应用中等强度他汀，根据个体调脂疗效和耐受情况，适当调整剂量，若 LDL-C 水平不能达标，可与其他调脂药物联合使用（如依折麦布），针对极高危患者若他汀联合依折麦布 4~6 周后仍不达标，可加用前蛋白转化酶枯草溶菌素 /kexin 9 型（proprotein convertase subtilisin/kexin type 9，PCSK-9）抑制剂，能获得安全有效的调脂效果，可进一步降低心血管风险。如果 LDL-C 基线值较高，现有调脂药物标准治疗 3 个月后，难以使 LDL-C 降至所需目标值，则可考虑将 LDL-C 至少降低 50% 作为替代目标。LDL-C 达标后，若 TG 水平仍高，可在他汀类治疗基础上加用降低 TG 的药物（如贝特类）。如果空腹 TG≥5.7mmol/L，为了预防急性胰腺炎，首先使用降低 TG 的药物。常用调脂药物如表 2-12 所示。

临床应用注意事项

他汀类药物可能引发肝酶、肌酶增高。使用期间需要关注有无肌肉不适和 / 或无力，以及有无食欲减退、恶心、腹部不适等消化道症状。对发生肝酶、肌酶异常者，应再次评估获益与风险，再决定是否继续应用，若继续用，可更

表 2-12　常用调脂药物

药物通用名	常用剂量 / (mg·d^{-1})	主要不良反应
非诺贝特	200	消化不良,胆石症,肝酶升高和肌病
吉非贝齐	1 200	消化不良,胆石症,肝酶升高和肌病
洛伐他汀	20	头痛,失眠,抑郁,腹泻,腹痛,恶心,消化不良,肝酶升高,肌病
辛伐他汀	20~40	头痛,失眠,抑郁,腹泻,腹痛,恶心,消化不良,肝酶升高,肌病
普伐他汀	40	头痛,失眠,抑郁,腹泻,腹痛,恶心,消化不良,肝酶升高,肌病
氟伐他汀	40~80	头痛,失眠,抑郁,腹泻,腹痛,恶心,消化不良,肝酶升高,肌病
阿托伐他汀	10~20	头痛,失眠,抑郁,腹泻,腹痛,恶心,消化不良,肝酶升高,肌病
瑞舒伐他汀	10	头痛,失眠,抑郁,腹泻,腹痛,恶心,消化不良,肝酶升高,肌病
匹伐他汀	2	头痛,失眠,抑郁,腹泻,腹痛,恶心,消化不良,肝酶升高,肌病
烟酸缓释片	500~2 000	胃肠道反应,颜面潮红,高血糖,高尿酸（或痛风）
考来烯胺	4 000~16 000	胃肠不适,便秘
考来替泊	5 000~20 000	胃肠不适,便秘
考来维仑	3 800~4 500	胃肠不适,便秘
依折麦布	10	头痛,恶心,偶见肝酶、肌酶升高
多廿烷醇	5~20	偶见皮疹

换种类或减少剂量后密切观察。临床应用时还需要参照药物说明书,必要时咨询药剂专业人员。

不同肾功能分期调脂药物的使用见附件 2-3。

九、抗血小板治疗

糖尿病合并 ASCVD 者,建议使用阿司匹林进行抗血小板治疗。在应用过程中应充分评估出血风险,活动性胃溃疡或消化道出血、过敏者禁用。阿司匹林过敏的 ASCVD 患者,可使用氯吡格雷。阿司匹林抗血小板治疗的推荐剂量为 75~150mg/d,氯吡格雷的推荐剂量为 75mg/d。

临床应用注意事项

阿司匹林肠溶片应饭前用适量水送服,以减少对胃肠道的刺激。为降低消化道出血风险,应提前治疗消化道活动性病变,包括根除幽门螺杆菌,必要时预防性应用质子泵抑制剂或 H_2 受体拮抗剂。长期使用应经常监测血常规、凝血功能、大便潜血试验及必要的胃镜检查。此外,临床应用时还需要参照药物说明书,必要时咨询药剂专业人员。

十、老年糖尿病的治疗

综合评估老年糖尿病患者的健康状况是确定个体化血糖控制目标和治疗策略的基础。对相对健康的老年糖尿病患者,如果仅使用低血糖风险低的口服降糖药物治疗,可以考虑将 HbA1c 控制到接近正常水平;对健康中度受损或健康状态差的老年糖尿病患者,可以酌情放宽血糖的控制目标,但应避免高血糖引发的症状及可能出现的急性并发症。

老年糖尿病患者的降糖治疗应该是在安全前提下的有效治疗。健康教育、合理饮食、安全有效的运动应该贯穿老年糖尿病治疗的全程。根据患者的降糖目标、现有血糖情况、重要脏器功能和经济承受能力等,选择合理、便利、可行的降糖药物。可以优先考虑不易出现低血糖的口服降糖药物,如二甲双胍、α-糖苷酶抑制剂、DPP-4i 等。对没有禁忌的老年糖尿病患者,合理使用 GLP-1RA 和 SGLT-2i 在降糖的同时可能具有改善心、肾结局的作用。年龄不是使用二甲双胍的禁忌。对使用上述药物血糖难以控制达标,且患者自我管理能力较强,低血糖风险可控的患者,可酌情选用胰岛素促泌剂,包括磺脲类药物和格列奈类药物,但应尽量避免使用降糖效果很强、作用时间很长、低血糖纠正困难,可能给患者带来严重不良后果的药物(如格列本脲)。要根据患者特定的身体状况,避免使用可能对患者有潜在不良影响的药物。肾功能不全的患者要慎用主要从肾脏排泄的药物;心力衰竭的患者要慎用加重心脏负荷的药物;骨质疏松的患者要慎用影响骨代谢的药物;严重缺氧状态下要慎用可能导致乳酸增高的药物等。

此外,在必须使用对比剂的情况下,使用前后要鼓励患者多饮水,并短期停用二甲双胍。对胰岛素的使用,要充分考虑到患者胰岛素治疗的获益、使用的便利性和可能出现的问题,还需要斟酌患者的视力、双手配合精细操作的能力、出现低血糖时的自我应对能力等因素。对空腹血糖升高为主的患者应首选基础胰岛素治疗。在使用短效或预混胰岛素及其类似物时,要注意模拟生理性胰岛素分泌的模式。应及时评估患者的健康状态并调整降糖治疗目标和用药方案,根据需要将复杂的治疗方案进行简化,对获益不明确的患者应考虑非强化治疗。

根据健康状况分层的老年糖尿病患者血糖、血压、血脂治疗建议如表 2-13 所示。

表 2-13 根据患者健康状况分层的老年糖尿病患者血糖、血压、血脂治疗建议

健康状况分层	评估	合理的HbA1c目标 /%[d]	血糖目标值 /(mmol·L⁻¹)		血压目标值 /mmHg	调脂治疗
			空腹或餐前	睡前		
健康[a]	较长的预期寿命	<7.5	5.0~7.2	5.0~8.3	<140/90	使用他汀类药物,除非有禁忌或不能耐受
复杂或中等程度的健康[b]	中等长度的预期寿命,高治疗负担,低血糖风险较高,跌倒风险高	<8.0	5.0~8.3	5.6~10.0	<140/90	使用他汀类药物,除非有禁忌或不能耐受

续表

健康状况分层	评估	合理的HbA1c目标/%[d]	血糖目标值/（mmol·L⁻¹）		血压目标值/mmHg	调脂治疗
			空腹或餐前	睡前		
非常复杂或健康状况较差[e]	有限的预期寿命，治疗获益不确定	<8.5	5.6~10.0	6.1~11.1	<150/90	评估使用他汀类药物的获益（二级预防为主）

注：1. HbA1c 为糖化血红蛋白 A1c；2. 1mmHg=0.133kPa。

[a] 健康为合并较少的慢性疾病，完整的认知和功能状态。

[b] 复杂或中等程度的健康指多种（3 种以上）并存的慢性疾病，或 2 项以上日常生活活动需要器械辅助，或轻到中度的认知功能障碍，其中并存的慢性疾病需要达到药物或生活方式干预的程度，包括关节炎、肿瘤、充血性心力衰竭、抑郁、肺气肿、跌倒、高血压、尿/便失禁、3 期以上慢性肾脏病、心肌梗死、卒中。

[e] 非常复杂或健康状况较差指需要长期护理，慢性疾病终末期，或 2 项以上日常生活活动不能独立完成，或轻到中度的认知功能障碍，其中慢性疾病终末期是单一的终末期慢性疾病，3~4 期充血性心力衰竭、氧依赖性肺疾病、需要透析的慢性肾脏病、不能控制的转移癌，可导致明显的症状或功能受损，明显减少预期寿命。

[d] 更低的 HbA1c 治疗目标仅适用于没有反复或严重低血糖，或没有治疗负担的个体；HbA1c 为 8.5% 相当于平均血糖水平 11.1mmol/L，不推荐更宽松的超过 8.5% 的 HbA1c 控制目标，因为患者会更频繁地暴露于高血糖，导致急性并发症（如尿糖、脱水、高血糖高渗透状态、伤口不愈合等）发生风险增加。

第六章

糖尿病急性并发症的识别和处理

一、低 血 糖

（一）低血糖分级标准

1. 1级低血糖 血糖 <3.9mmol/L 且 ≥3.0mmol/L。

2. 2级低血糖 血糖 <3.0mmol/L。

3. 3级低血糖 没有特定血糖界限，伴有意识和 / 或躯体改变的严重事件，需要他人帮助的低血糖。

（二）诊治流程

如糖尿病患者出现交感神经过度兴奋（如心悸、焦虑、出汗、头晕、手抖、饥饿感等）或中枢神经症状（如神志改变、认知障碍、抽搐和昏迷）时应考虑低血糖的可能，及时检测血糖。糖尿病患者只要血糖水平 <3.9mmol/L 就属于低血糖范畴。低血糖诊治流程如图 2-3 所示。

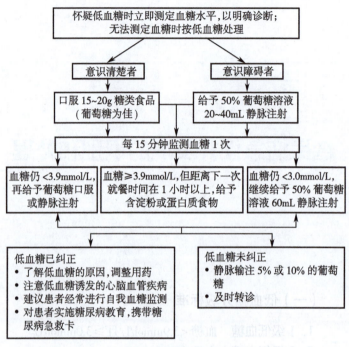

图 2-3　低血糖诊治流程

二、高血糖危象

高血糖危象包括糖尿病酮症酸中毒（diabetic ketoacidosis，DKA）和高血糖高渗状态（hyperglycemic hyperosmolar status，HHS），临床上糖尿病患者如出现原因不明的恶心、呕吐、腹痛、酸中毒、脱水、休克、神志改变、昏迷，尤其是呼吸有酮味（烂苹果味）、血压低而尿量多者，且血糖≥16.7mmol/L，应考虑高血糖危象，尽快进行转诊。转诊前推荐建立静脉通道，给予静脉滴注生理盐水补液治疗。高血糖危象常见诱因有胰岛素治疗不当或停用、感染、使用影响碳水化合物代谢的药物（如糖皮质激素）、心肌梗死、创伤、手术、妊娠、分娩、精神刺激及医疗资源缺乏导致的治疗不及时等。

（一）糖尿病酮症酸中毒

糖尿病酮症酸中毒（DKA）是由于胰岛素不足和升糖激素不适当升高引起的糖、脂肪和蛋白代谢严重紊乱综合征，临床以高血糖、高血酮和代谢性酸中毒为主要表现。DKA 的发生常有诱因，包括急性感染、胰岛素不适当减量或突然中断治疗、饮食不当、胃肠疾病、卒中、心肌梗死、创伤、手术、妊娠、分娩、精神刺激等。

1. **临床表现** DKA 分为轻度、中度和重度。仅有酮症而无酸中毒称为糖尿病酮症；轻、中度 DKA 除酮症外，还有轻至中度酸中毒；重度是指酸中毒伴意识障碍（DKA 昏迷），或虽无意识障碍，但血清碳酸氢根低于 10mmol/L。

DKA 常呈急性发病。在 DKA 发病前数天可有多尿、烦渴多饮和乏力症状的加重，失代偿阶段出现食欲减退、恶心、呕吐、腹痛，常伴头痛、烦躁、嗜睡等症状，呼吸深快，呼气中有烂苹果味（丙酮气味）；病情进一步发展，出现严重失水现象，尿量减少、皮肤黏膜干燥、眼球下陷，脉快而弱，血压下降、四肢厥冷；到晚期，各种反射迟钝甚至消失，终至昏迷。

2. **实验室检查** 首要的实验室检查应包括血常规、血糖、血尿素氮、血肌酐、血酮体、血电解质、血渗透压、血气分析、尿常规、尿酮体、心电图等。若怀疑合并感染还应进行血、尿和咽部的细菌培养。

3. 诊断 如血酮体升高（血酮体≥3mmol/L）或尿糖和酮体阳性（++ 以上）伴血糖升高（血糖 >13.9mmol/L），血 pH（pH<7.3）和 / 或二氧化碳结合力降低（HCO_3^-<18mmol/L），无论有无糖尿病病史，都可诊断为 DKA。具体诊断标准如表 2-14 所示。

4. 治疗 DKA 的治疗原则为尽快补液以恢复血容量、纠正失水状态，降低血糖，纠正电解质及酸碱平衡失调，同时积极寻找和消除诱因，防治并发症，降低病死率。对无酸中毒仅有酮症者，需要适当补充液体和胰岛素治疗，直到酮体消失。DKA 具体治疗方式详见《中国 2 型糖尿病防治指南（2020 年版）》。

在基层医疗卫生机构怀疑或确诊 DKA 后，需要立即建立静脉通道，给予静脉滴注生理盐水补液治疗，及时转诊。

（二）高血糖高渗状态

高血糖高渗状态（hyperglycemic hyperosmolar status, HHS）是糖尿病的严重急性并发症之一，临床以严重高血糖而无明显 DKA、血浆渗透压显著升高、脱水和意识障碍为特征。

1. 临床表现 HHS 起病隐匿，一般从开始发病到出现意识障碍需要 1~2 周，偶尔急性起病，30%~40% 无糖尿病病史。常先出现口渴、多尿和乏力等糖尿病症状，或原有症状进一步加重，多食不明显，有时甚至厌食。病情逐渐加重出现典型症状，主要表现为脱水以及神经系统症状和体征。通常患者的血浆渗透压 >320mmol/L（>320mOsm/L）

表 2-14 糖尿病酮症酸中毒（DKA）的诊断标准

DKA	血糖 / (mmol · L⁻¹)	动脉血 pH 值	血清 HCO₃⁻ / (mmol · L⁻¹)	尿酮体 [a]	血酮体	血浆有效 渗透压 [b]	阴离子间隙 / (mmol · L⁻¹) [c]	意识 状态
轻度	>13.9	7.25~7.30	15~18	阳性	升高	可变	>10	清醒
中度	>13.9	7.00~<7.25	10~<15	阳性	升高	可变	>12	清醒 / 嗜睡
重度	>13.9	<7.00	<10	阳性	升高	可变	>12	木僵 / 昏迷

注：[a] 硝普盐反应方法。
[b] 血浆有效渗透压的计算公式：$2 \times ([Na^+]+[K^+])\ (mmol/L) + 血糖\ (mmol/L)$。
[c] 阴离子间隙的计算式：$[Na^+]-[Cl^-+HCO_3^-]\ (mmol/L)$。

时，即可以出现精神症状，如淡漠、嗜睡等；当血浆渗透压 >350mmol/L 时，可出现定向力障碍、幻觉、上肢拍击样粗震颤、癫痫样发作、偏瘫、偏盲、失语、视觉障碍、昏迷和阳性病理征。

2. 诊断　HHS 的实验室诊断参考标准是：①血糖 ≥33.3mmol/L；②有效血浆渗透压≥320mmol/L；③血清 HCO_3^-≥18mmol/L 或动脉血 pH≥7.30；④尿糖呈强阳性，而血酮体及尿酮体阴性或为弱阳性；⑤阴离子间隙 <12mmol/L。

3. 治疗　治疗原则主要包括积极补液，纠正脱水；小剂量胰岛素静脉输注控制血糖；纠正水、电解质和酸碱失衡以及去除诱因和治疗并发症。具体治疗方式详见《中国 2 型糖尿病防治指南（2020 年版）》。在基层医疗卫生机构怀疑或确诊 HHS 后，需要立即建立静脉通道，给予静脉滴注生理盐水补液治疗，及时转诊。

第七章

糖尿病慢性并发症管理

一、糖尿病肾脏病

（一）定义

慢性肾脏病（chronic kidney disease，CKD）包括各种原因引起的慢性肾脏结构和功能障碍。糖尿病肾脏病是指由糖尿病所致的CKD，病变可累及全肾（包括肾小球、肾小管、肾间质等）。

（二）筛查

推荐基层医疗卫生机构为所有2型糖尿病患者每年至少进行一次肾脏病变筛查，包括尿常规、UACR和血肌酐测定（计算eGFR）。没有能力开展UACR检测的，应转至上级医院进行检测。

（三）诊断与分期

糖尿病肾脏病通常是根据 UACR 增高或 eGFR 下降，同时排除其他 CKD 而做出的临床诊断。以下情况应考虑非糖尿病肾脏病并及时转诊至上级医院：活动性尿沉渣异常（血尿、蛋白尿伴血尿、管型尿），短期内 eGFR 迅速下降、不伴糖尿病视网膜病变（特别是 1 型糖尿病），短期内 UACR 迅速增高或出现肾病综合征。值得注意的是，视网膜病变并非诊断 2 型糖尿病患者糖尿病肾脏病的必备条件。病理诊断为糖尿病肾脏病的金标准，病因难以鉴别时可行肾穿刺病理检查，但不推荐糖尿病患者常规行肾脏穿刺活检。

推荐采用随机尿测定 UACR。24 小时尿白蛋白定量与 UACR 诊断价值相当，但前者操作较为繁琐。随机尿 UACR≥30mg/g 为尿白蛋白排泄增加。在 3~6 个月内重复检查 UACR，3 次中有 2 次尿白蛋白排泄增加，排除感染等其他因素即可诊断白蛋白尿。临床上常将 UACR 30~300mg/g 称为微量白蛋白尿，UACR>300mg/g 称为大量白蛋白尿。UACR 升高与 eGFR 下降、心血管事件、死亡风险增加密切相关。UACR 测定存在较多的影响因素，如感染、发热、显著高血糖、显著高血压、24 小时内运动、心力衰竭、月经等，结果分析时应考虑这些因素。

推荐每年检测血肌酐（serum creatinine, SCr）水平，并采用慢性肾脏病流行病学协作组（CKD-EPI）公式计算 eGFR。

$$eGFR=142 \times min(SCr/\kappa, 1)^{\alpha} \times max(SCr/\kappa, 1)^{-1.200} \times$$

0.993 8^{年龄} × 1.012（如为女性）（其中 SCr 为血清肌酐水平，单位为 mg/dL；κ：女性 =0.7，男性 =0.9；α：女性 = −0.241，男性 =−0.302；min 为 SCr/κ 与 1 的较小值；max 为 SCr/κ 与 1 的较大值）。也可通过网站 www.kidney.org/professionals/kdoqi/gfr_calculator 进行计算（输入相应的年龄、性别、血肌酐水平）。

慢性肾脏病分期如表 2-15 所示。

表 2-15　慢性肾脏病（CKD）分期

CKD 分期	肾脏损害程度	eGFR/（mL·min^{-1}·1.73m^{-2}）
1 期（G1）	肾脏损伤[a] 伴 eGFR 正常	≥90
2 期（G2）	肾脏损伤[a] 伴 eGFR 轻度下降	60~89
3a 期（G3a）	eGFR 轻中度下降	45~59
3b 期（G3b）	eGFR 中重度下降	30~44
4 期（G4）	eGFR 重度下降	15~29
5 期（G5）	肾衰竭	<15 或透析

注：eGFR 为估算的肾小球滤过率。

[a] 肾脏损伤定义为白蛋白尿，即尿白蛋白 / 肌酐比值（UACR）≥30mg/g，或病理、尿液、血液或影像学检查异常。

（四）治疗

1. 生活方式干预　如合理控制体重、糖尿病饮食、戒烟及适当运动等。

2. 营养治疗　推荐蛋白摄入量约 0.8g/（kg·d）。蛋白质来源应以优质蛋白为主，必要时可补充复方 α- 酮酸制剂。

3. 控制血糖 SGLT-2i 和 GLP-1RA 有降糖之外的肾脏保护作用。部分降糖药需要根据肾功能调整剂量；需根据患者的血糖情况及肾功能分期选择合适的降糖药物，详见附件 2-1。

4. 控制血压 推荐 >18 岁的非妊娠糖尿病患者血压应控制在 130/80mmHg 以下。对糖尿病伴高血压且 UACR>300mg/g 或 eGFR<60mL·min^{-1}·$1.73m^{-2}$ 的患者，强烈推荐 ACEI 或 ARB 类药物治疗。对伴高血压且 UACR 30~300mg/g 的糖尿病患者，推荐首选 ACEI 或 ARB 类药物治疗。对不伴高血压但 UACR≥30mg/g 的糖尿病患者，使用 ACEI 或 ARB 类药物可延缓蛋白尿进展。治疗期间应定期随访 UACR、血肌酐、血钾水平，调整治疗方案。用药 2 个月内血肌酐升高幅度 >30%，常常提示肾缺血，应停用 ACEI 或 ARB 类药物。

5. 纠正血脂异常 部分调脂药物需要根据肾功能调整剂量，详见附件 2-3。

6. 透析治疗和移植 当 eGFR<60mL·min^{-1}·$1.73m^{-2}$ 时，应评估并治疗潜在的 CKD 并发症；eGFR<30mL·min^{-1}·$1.73m^{-2}$ 时，应积极咨询肾脏专科，评估是否应当接受肾脏替代治疗。

二、糖尿病视网膜病变

（一）定义

因高血糖引起视网膜微血管发生病变,毛细血管周围细胞坏死、血管屏障功能受损,血管内液体渗出至组织中,是糖尿病最常见的微血管并发症之一,处于工作年龄人群第一位的不可逆性致盲性疾病。

（二）筛查

2型糖尿病患者应在诊断后进行首次综合性眼检查。随后,无糖尿病视网膜病变者,至少每年进行1次复查。有糖尿病视网膜病变者,则应增加检查频率。其中,轻度非增殖期视网膜病变患者每年1次,中度非增殖期病变患者每3~6个月1次,重度非增殖期病变患者每3个月1次。在没有条件全面开展由眼科医师进行眼部筛查的情况下,由经培训的技术人员使用免散瞳眼底照相机,拍摄至少两张分别以黄斑及视乳头为中心的45°角的眼底后极部彩色照片,进行分级诊断。鼓励基层医疗卫生机构将人工智能辅助诊断工具应用于糖尿病视网膜病变的筛查、诊断和随访。

1. 视力检查

（1）远视力检查:被测者裸眼检查视力测得的视力结果,称为裸眼视力。被测者配戴常规的远矫正眼镜（或角膜接触镜）测得的视力结果,称为戴镜视力。

视力检测程序如下。

1）被测者手持遮眼板遮一只眼并不要眯眼睛，遮盖眼不要压迫眼球。一般先测右眼，后测左眼。

2）展示视力表，鼓励被测者尽量读出尽可能小的视标，直至在一行中有半数的视标读错，该行的上一行就是被检测者的视力。

3）遮盖另一只眼重复以上测量。

4）如果被测者在 5m 处不能看到最大的 0.1 视标，让被测者走近视标直至能阅读视标。记录能看清最大视标的距离，换算成远距视力。记录的视力为：0.1 × 被检者与视力表的距离（m）/5。如被测者在 2.5m 距离看清设计距离为 5m 的 0.1 视标，则该被测者的视力为 0.1 × 2.5/5=0.05。

5）如果被测者在任何距离都不能看到最大的视标，则采取如下方法。

【记录指数】　检查者在被检者眼前方伸出不同数目的手指，嘱其辨认手指数目，由 1m 处逐渐移近被检者，直到能正确辨认为止，并记录距离。例如，被检者可辨认 25cm 处手指数目，则记录为"指数 /25cm"。

【记录手动】　如在眼前 5cm 处仍不能辨认指数，则检查者在受试者前摆手，记录能辨认手动（hand motions，HM）。如果受检者可正确判断手动，记录为"HM"。

【记录光感】　受检者如不能正确判断手动，则检查光感，用手电照射受检眼。如果受检者判断正确，记录为"光感"。如果判断不正确，则记录为"无光感"。

记录测试的实际值，远视力检查操作流程如图 2-4 所示。

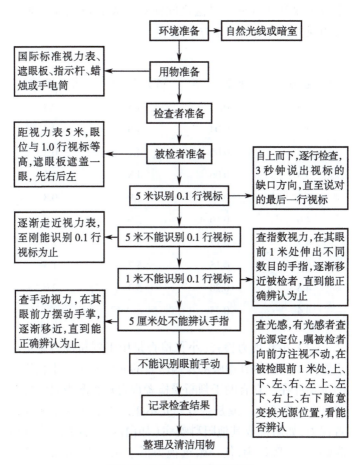

图 2-4 远视力检查操作流程

视力记录有多种方法，常用小数记录法、5 分记录法，小数记录法和 5 分记录法之间换算如表 2-16 所示。根据所用视力表规定的记录方式记录。

表 2-16　小数记录法和 5 分记录法之间换算表

5 分视力表	小数视力表	5 分视力表	小数视力表
3.5	0.03	4.5	0.3
3.6	0.04	4.6	0.4
3.7	0.05	4.7	0.5
3.8	0.06	4.8	0.6
3.9	0.08	4.9	0.8
4.0	0.10	5.0	1.0
4.1	0.12	5.1	1.2
4.2	0.15	5.2	1.5
4.3	0.20	5.3	2.0
4.4	0.25		

（2）小孔视力检查：小孔检查是用于判断视力差是由于屈光不正还是其他眼部疾病所致的简单方法。小孔检查的重要性在于它有助于判断受检者视力是否配戴眼镜后会提高（屈光不正），或是否有屈光不正之外的疾病影响受检者视力，如斜视或其他眼科疾病（如白内障、青光眼或其他眼病）。一般认为，任一眼远视力低于 4.5（0.3），需要检查小孔视力。

小孔视力的检查方法和结果解释：小孔板（图 2-5）或小孔眼镜一般由黑色塑料制作而成，如果没有，可用硬纸板自制。小孔板上可有一个至多个小孔,孔的直径为1.0~1.5mm。检查小孔视力时,受检者需要通过小孔板上的小孔注视远视力表,检查小孔视力时须单眼进行,不可同时检查双眼。须注意,小孔仅用于检查远视力,不可用于近视力检查。检查步骤与远视力检查类似。

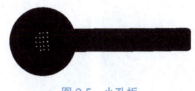

图2-5　小孔板

1）遮盖另眼。

2）将小孔板置于受检眼前。

3）嘱患者通过小孔注视视力表,并说出可辨识的最小行的视标。

4）记录时需要在视力后注明小孔或"PH",如4.7小孔(或4.7PH)。

小孔检查视力提高,说明受检者有未矫正的屈光不正。患者须转诊至眼科检查,可能需配镜改善视力。小孔检查视力提高不能证明眼睛没有疾病,眼睛可同时患有屈光不正和其他眼病。即使视力差是由屈光不正引起,并且小孔视力可提高,也需要检查眼睛有无其他疾病。如果小孔视力低于4.5(0.3),受检者需要转诊至眼科医师处接受检查,他们可能患有其他眼部疾病。

2. 免散瞳眼底相机图像采集

（1）拍摄范围: 45°~55°

（2）视野确定：2 张。眼底视乳头颞侧为中心一张，黄斑中心凹为中心一张，如图 2-6 所示。

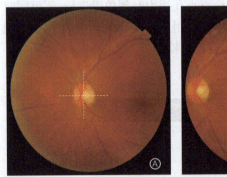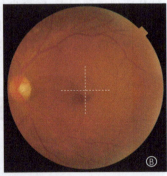

图 2-6　免散瞳眼底相机图像采集
A：眼底视乳头颞侧为中心　B：黄斑中心凹为中心

（3）图像储存：拍摄完成后所需要的图像，应以全分辨率保存数字图像。

（4）拍摄时的屈光补偿：分为 +、−、0、A 4 个档位。+ 档（+5.00D~+23.00D），针对老视眼、高度远视眼和无晶状体眼；− 档（−9.00D~−23.00D），针对高度近视眼；A 档（+22.00D~+41.00D），针对老视眼、高度远视眼、无晶状体眼、眼前节照相。若屈光补偿档位在 +、− 或 A，当切换到眼底时监视器中的裂隙线将不显示在屏幕上，图像的清晰度可通过聚焦按钮进行调节。

（5）拍摄时的瞳孔要求：瞳孔直径≥3.3~4.0mm（非散瞳）。

（6）拍摄要求

1）先拍摄右眼，再拍摄左眼。

2）应在暗室情况下进行眼底照片拍摄。

3）适时要求患者眨眼，以确保角膜清晰。

4）高度近视患者视网膜图像的聚焦和清晰度：高度近视患者由于后巩膜葡萄肿等原因，可能出现整个拍摄视野无法清晰聚焦的情况。拍摄时应保证视野中病变位置的焦点清晰。

（三）诊断与分期

推荐使用 2002 年国际眼病学会制定的糖尿病视网膜病变分级标准，如表 2-17 所示。该标准将糖尿病黄斑水肿纳入糖尿病视网膜病变中进行管理，如表 2-18 所示。

表 2-17　糖尿病视网膜病变的国际临床分级标准（2002 年）

病变类型	散瞳眼底检查所见
无明显视网膜病变	无异常
NPDR	
轻度	仅有微动脉瘤
中度	不仅存在微动脉瘤，还存在轻于重度 NPDR 的表现
重度	出现下列任何一个改变，但无 PDR 表现： 1. 在 4 个象限中都有多于 20 处视网膜内出血 2. 在 2 个以上象限中有静脉串珠样改变 3. 在 1 个以上象限中有显著的视网膜内微血管异常
PDR	出现以下一种或多种体征，包括新生血管形成、玻璃体积血或视网膜前出血

注：1. 非增殖期视网膜病变（non-proliferative diabetic retinopathy, NPDR）；
2. 增殖期视网膜病变（proliferative diabetic retinopathy, PDR）。

表 2-18 糖尿病黄斑水肿分级（2002 年）

病变严重程度	眼底检查所见
无明显糖尿病黄斑水肿	后极部无明显视网膜增厚或硬性渗出
有明显糖尿病黄斑水肿	后极部有明显视网膜增厚或硬性渗出
轻度	后极部存在部分视网膜增厚或硬性渗出，但远离黄斑中心
中度	视网膜增厚或硬性渗出接近黄斑但未涉及黄斑中心
重度	视网膜增厚或硬性渗出涉及黄斑中心

（四）治疗

1. 良好地控制血糖、血压和血脂可预防或延缓糖尿病视网膜病变的进展。

2. 突发失明或视网膜脱离者须立即转诊眼科；伴有任何程度的黄斑水肿，中度、重度非增殖期糖尿病视网膜病变及增殖期糖尿病视网膜病变的糖尿病患者，应转诊到对糖尿病视网膜病变诊治有丰富经验的眼科医师处。

三、糖尿病周围神经病变

糖尿病周围神经病变（diabetic peripheral neuropathy，DPN）是指周围神经功能障碍，包括脊神经、颅神经及植物神经病变，其中以糖尿病远端对称性多发性神经病变（distal symmetric polyneuropathy，DSPN）最具代表性。

（一）筛查

推荐基层医疗卫生机构为所有 2 型糖尿病患者每年至少进行一次周围神经病变筛查,包括踝反射、针刺痛觉、震动觉、10g 尼龙单丝压力觉、温度觉,有条件可进行神经电生理检查。

（二）诊断标准

1. 明确的糖尿病病史。

2. 诊断糖尿病时或之后出现的神经病变。

3. 出现神经病变的临床症状,如疼痛、麻木、感觉异常等,5 项检查(踝反射、震动觉、压力觉、温度觉、针刺痛觉)任意 1 项异常;若无临床症状,则 5 项检查任意 2 项异常也可诊断。

4. 除外其他原因所致的神经病变,包括具有神经毒性的药物(如化疗药物),维生素 B_{12} 缺乏,颈腰椎疾病(压迫、狭窄、退行性变),脑梗死,慢性炎症性脱髓鞘性神经病变,遗传性神经病变和血管炎,感染(如获得性免疫缺陷综合征)及肾功能不全引起的代谢毒物对神经的损伤。如根据以上检查仍不能确诊,需要进行鉴别诊断,可以进行神经电生理检查。

（三）临床诊断流程

主要根据临床症状和体征,临床诊断有疑问时,可以做神经电生理检查等。DSPN 的诊断流程如图 2-7 所示,具体可参见《中国 2 型糖尿病防治指南(2020 年版)》。

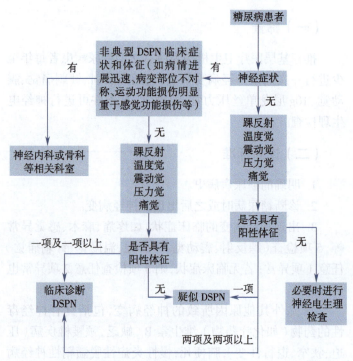

图 2-7　糖尿病远端对称性多发性神经病变（DSPN）诊断流程

（四）治疗

1. 针对病因治疗

（1）血糖控制。

（2）神经修复：常用药物有甲钴胺、神经生长因子等。

（3）改善微循环：常用药物为前列腺素 E1、贝前列素钠、西洛他唑、己酮可可碱、胰激肽原酶、钙通道阻滞剂和活血化瘀类中药等。

（4）其他：神经营养因子、肌醇、神经节苷酯和亚麻酸等。

2. 针对神经病变的发病机制治疗

（1）抗氧化应激：常用药物为 α- 硫辛酸。

（2）醛糖还原酶抑制剂：常用药物为依帕司他。

3. 疼痛管理　治疗痛性糖尿病神经病变的药物包括以下几种。

（1）抗惊厥药：包括普瑞巴林、加巴喷丁、丙戊酸钠和卡马西平等。

（2）抗忧郁药物：包括度洛西汀、阿米替林、丙米嗪和西肽普兰等。

（3）阿片类药物（曲马多和羟考酮）和辣椒素等。由于具有成瘾性和发生其他并发症的风险较高，阿片类药物不推荐作为治疗痛性神经病变的一、二线药物。

四、糖尿病下肢动脉病变与足病

（一）定义

糖尿病下肢动脉病变通常是指下肢动脉粥样硬化性病变（lower extremity atherosclerotic disease，LEAD），是外周动脉疾病的一个组成成分，表现为下肢动脉的狭窄或闭塞。

糖尿病足是糖尿病患者因下肢远端神经异常和不同程度的周围血管病变导致的足部感染、溃疡和 / 或深层组织破坏。

糖尿病高危足指糖尿病患者未出现足溃疡但存在周围

神经病变,不管是否存在足畸形或周围动脉病变或足溃疡史或截肢（趾）史。

（二）筛查

1. LEAD 筛查　对于 50 岁以上的糖尿病患者,应该常规进行 LEAD 的筛查。伴有 LEAD 发病危险因素（如合并心脑血管病变、血脂异常、高血压、吸烟或糖尿病病程 5 年以上）的糖尿病患者应该每年至少筛查 1 次。对于有足溃疡、坏疽的糖尿病患者,不论其年龄,都应该进行全面的动脉病变检查及评估。

2. 糖尿病高危足筛查　应包括足外观、神经评估及血管评估。筛查要点及操作规范如下。

（1）足外观

1）皮肤干燥情况

a. 干燥、脱屑:好发于秋冬季节,检查患者小腿皮肤干燥情况,是否有一层皮屑。

b. 皲裂:好发于秋冬季节。好发部位是足跟、足跖外侧等角质层增厚或经常摩擦的部位,临床表现为沿皮纹发展的深浅、长短不一的裂隙,皮损可从无任何感觉到轻度刺痛或中度触痛,乃至灼痛并伴有出血。

c. 足底胼胝:俗称"老茧",是皮肤长期受压迫和摩擦而引起的手、足皮肤局部扁平角质增生。

d. 鸡眼:足部皮肤局部长期受压和摩擦引起的局限性、圆锥状角质增生。长久站立和行走的人较易发生,摩擦和压迫是主要诱因。好发部位是脚趾上。

2）真菌感染:包括足癣、湿疹、灰指甲。

3）畸形：①蹞外翻是大足趾趾骨和第一跖骨之关节倾斜超过10°。②夏柯关节也被称为"Charcot神经骨关节病"。关节深部感觉障碍，对于关节的震荡、磨损、挤压、劳倦不能察觉，因而也不能自主地保护和避免，而神经营养障碍又可使修复能力低下，使患者在无感觉状态下造成了关节软骨的磨损和破坏，关节囊和韧带松弛无力，易形成关节脱位和连枷状关节。关节肿胀、无痛、活动范围超常是本病的重要特征。

4）溃疡：糖尿病足溃疡主要指糖尿患者在周围神经病变和周围血管病变的基础上，出现由甲沟炎、足癣、磨破、烫伤、处理老茧不当等原因所造成的足部感染、化脓、溃烂等难以愈合的伤口表现。常见于反复受压的部位，如脚趾、足底、足边和足背。

（2）周围神经评估

1）触觉检查（10g尼龙丝）：①在正式检查前，检查者向患者解释检测过程。②检查者取一根特制的10g尼龙丝，先轻触患者手的皮肤，使其熟悉尼龙丝的感觉后，正式进行检测。③患者仰卧位，闭目。④检查者将特制的10g尼龙丝一头垂直接触患者一脚的大足趾趾腹，用手按尼龙丝另一头轻轻施压，正好使尼龙丝弯曲（C形弯曲），接触皮肤时间约2s，询问患者能否感到尼龙丝，并指出部位（确保10g尼龙丝一头垂直接触患者皮肤，按压用力要适度，正好使尼龙丝弯曲为佳，用力过轻或过重均影响检测结果）。

【检测部位】

用10g尼龙丝每足检查3个部位（图2-8），每个部位检查3次。用10g尼龙丝一端分别置于患者一侧足部的大足趾、前足底内侧和前足底外侧，用手按尼龙丝一端轻轻施压正好使尼龙丝弯曲,持续约 1~2 秒,患者在闭眼的情况下,回答是否感觉到尼龙丝的压力及部位(左脚或右脚)。每个部位的 3 次检查中,其中接触 2 次、不接触 1 次。并用同样的操作检查患者另一侧足部。

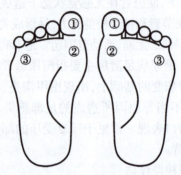

图 2-8　10g 尼龙丝检查部位
①大足趾;②前足底内侧;③前足底外侧

【结果评判】

单个部位压力觉判断标准:正确回答单个部位 3 次检测中的 2 次及以上患者,判断为该部位压力觉存在;错误回答单个部位 3 次检测中的 2 次及以上患者,判断为该部位压力觉缺失。

左侧或右侧脚的 3 个点的评分标准:在每侧 3 个部位的检查中,只要有 1 个部位患者压力觉缺失,即判断该侧压力觉缺失;3 个部位均能感受到压力觉,则判断该侧压力觉存在。

2)震动觉检查(128Hz 音叉):①患者充分放松,下肢伸直,脚放松。②在正式检查前先向患者解释并演示震动感觉阈值检测过程:敲击音叉,将音叉柄部先接触手部关节部位,让其能正确体验震动感觉。③患者仰卧位,闭目。④检查者取 128Hz 的音叉,敲击音叉使其震动,将音叉柄垂直接触一侧大足趾跖趾关节骨质突出处,询问患者震动感觉。⑤患者注意力集中,当感觉到震动时立即告知检查者;震动感觉消失时,再次告知检查者,检查者记录感觉的时限,判断结果。⑥对侧操作相同。

【结果评判】

震动觉正常:当患者不能感受到震动时,检查者观察音叉显示≥6s。

震动觉减弱:当患者不能感受到震动时,检查者观察音叉显示≤5s。

震动觉消失:患者未察觉到震动的存在。

3)踝反射(可选):以叩诊锤作为工具进行踝反射检查。患者脚放置平面上足背屈 30°~45°,或跪在椅子上足自然下垂。用叩诊锤轻叩患者跟腱,以造成足趾跖屈的踝反射。

【判断标准】

正常:轻叩即出现足趾下弹的反射。

减弱:重扣才出现反射。

消失:重扣仍无反射出现。

4)针刺痛觉(可选):在检测前,先将针头接触受试者手臂部皮肤,让其熟悉"锐利疼痛"的感觉。受试者闭目仰卧,暴露双足皮肤,检查者用针尖在双侧足部皮肤上各任选 1 个部位,轻轻刺碰,左右侧共 2 个部位;询问受试者是否能感知刚才那种"锐利疼痛"。

【结果评判】

疼痛为针刺痛觉存在,不疼痛为针刺痛觉缺失。

5）温度觉（可选）：在检测前,先将检测棒两端分别接触受试者手臂部皮肤,让其熟悉检测棒两端的"凉觉"和"温觉"。接触时先用非金属端（聚酯端）——温觉,再用金属端——凉觉。受试者平卧位、放松,脱鞋袜,暴露双脚;分别将检查仪两端接触患者足背皮肤任意一点 1~2 秒进行检测;双侧各检查 1 次,共 2 次。

【结果评判】

能辨别凉温觉者为正常,不能辨别凉温觉者为异常。

（3）周围血管评估

1）足背动脉搏动触诊：触诊时患者取平卧位,双腿伸直。检查前,检查者将各项检查过程和要求向患者解释清楚,以取得其充分合作。

2）足背动脉扪诊：检查者将右手食指、中指及无名指三指指端在踝关节前方,内、外踝连线中点;拇长伸肌腱与二趾长伸腱之间（位于足背中部大脚趾和第二脚趾之间）,寻找并感知是否有足背动脉搏动（图 2-9）。

3）若无则进行胫后动脉扪诊（图 2-10）。

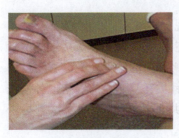

图 2-9　足背动脉

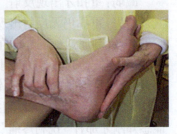

图 2-10　胫后动脉

（三）糖尿病足患者日常生活注意事项

1. 保持足部卫生。每天用温水洗足,洗足之前先用手试水温,以免烫伤。不要用刺激性强的洗液。洗足后用棉毛巾尽量擦干并吸干趾缝中的水分,足跟涂润滑油预防皲裂,定期使用乙醇等进行足部消毒,特别是趾间的白霉、浸渍,足部鳞屑等要使用杀灭真菌的药物及时治疗。

2. 每天检查双足。有无肿胀、破损,注意皮肤的颜色、温度等。

3. 预防足部的外伤、烫伤、冻伤。注意房间或周围环境的保暖,足部不能用热水袋或直接烤火取暖,更不能应用烤灯类物品。要适时修剪趾甲,但不宜过短,边缘磨钝,视力较差者不要自己修剪趾甲。不要自行处理"鸡眼"或自用刀片切割胼胝,更不能用腐蚀性药物处理"鸡眼"、足底水疱。不要过度在胫骨前及足趾间搔抓,以免引起局部感染。不要赤足在地毯或沙滩上行走,更不能赤足在室外,尤其是各种健身场所的卵石路等道路上行走。避免去拥挤的地方,包括公共汽车、地铁、购物场所,防止被人误踩。

4. 注意足部的保健,选择合适的鞋袜。户外活动时一定要穿具有保护作用的鞋,不能穿各种拖鞋,凉鞋的暴露部位也不能过多,穿鞋前应习惯性地检查鞋内是否有异物。选择浅色、棉质的袜子,袜口不能过紧,以免妨碍血液循环。

5. 每年到医院进行下肢及双足检查,通过专科医师的检查,可了解双足的状态,是否出现神经、血管的病变,对诊断和防止糖尿病足非常重要。

（四）诊断

1. 糖尿病合并 LEAD 的诊断依据包括如下内容。

（1）符合糖尿病诊断。

（2）具有下肢动脉狭窄或闭塞的临床表现。

（3）如果患者静息踝肱指数（ankle brachial index，ABI）≤0.90，无论患者有无下肢不适的症状，都应该诊断为 LEAD。

（4）运动时出现下肢不适且静息 ABI≥0.90 的患者，如踏车平板试验后 ABI 下降 15%~20%，应该诊断为 LEAD。

（5）患者超声多普勒、CT 血管成像、磁共振血管成像和数字减影血管造影检查下肢动脉有狭窄或闭塞病变。

（6）如果患者静息 ABI<0.40 或踝动脉压 <50mmHg 或趾动脉压 <30mmHg，应该诊断严重肢体缺血。LEAD 一旦诊断，临床上应该进行 Fontaine 分期（表 2-19）。

表 2-19 下肢动脉粥样硬化性病变（LEAD）的 Fontaine 分期

分期	临床评估
I	无症状
IIa	轻度间歇性跛行
IIb	中到重度间歇性跛行
III	缺血性静息痛
IV	缺血性溃疡或坏疽

2. 糖尿病足诊断

（1）符合糖尿病诊断。

（2）足部出现感染、溃疡或组织的破坏。

（3）通常伴有下肢神经病变和/或周围动脉病变。

糖尿病足一旦诊断，临床上应该进行分级评估，目前临床上广为接受的分级方法主要包括 Wagner 分级（表 2-20）和 Texas 分级（表 2-21）。

表 2-20　不同 Wagner 分级糖尿病足的临床表现

Wagner 分级	临床表现
0 级	有发生足溃疡的危险因素，但目前无溃疡
1 级	足部表浅溃疡，无感染征象，突出表现为神经性溃疡
2 级	较深溃疡，常合并软组织感染，无骨髓炎或深部脓肿
3 级	深部溃疡，有脓肿或骨髓炎
4 级	局限性坏疽（趾、足跟或前足背），其特征为缺血性坏疽，通常合并神经病变
5 级	全足坏疽

表 2-21　不同 Texas 分级糖尿病足的临床特征

Texas 分级及分期	临床特征
分级	
0 级	足部溃疡史
1 级	表浅溃疡
2 级	溃疡累及肌腱
3 级	溃疡累及骨和关节

续表

Texas 分级及分期	临床特征
分期	
A 期	无感染和缺血
B 期	合并感染
C 期	合并缺血
D 期	感染和缺血并存

（五）防治

糖尿病患者教育可以预防 LEAD 的发生。糖尿病性 LEAD 的规范化防治包括三个部分，即一级预防（防止或延缓 LEAD 的发生），二级预防（缓解症状，延缓 LEAD 的进展）和三级预防（血运重建，降低截肢和心血管事件发生）。

1. 糖尿病性 LEAD 的一级预防　筛查糖尿病性 LEAD 的高危因素，早期干预，即纠正不良生活方式，如戒烟、戒酒、控制体重，严格控制血糖、血压、血脂，有助于防止或延缓 LEAD 的发生。

2. 糖尿病性 LEAD 的二级预防　对于有症状的 LEAD 患者，在一级预防的基础上，指导患者进行运动康复锻炼，时间至少持续 3~6 个月，以及给予相应的抗血小板药物、他汀类调脂药、ACEI 及血管扩张药物治疗，可以改善患者的下肢运动功能。对于间歇性跛行患者尚需使用血管扩张药物。目前，所用的血管扩张药主要有脂微球包裹前列地尔、贝前列素钠、西洛他唑、盐酸沙格雷酯、萘呋胺、丁咯地尔和己酮可可碱等。

3. 糖尿病性 LEAD 的三级预防 主要针对慢性严重肢体缺血患者,即临床上表现为静息痛或缺血性溃疡者。其治疗的最终目的是减轻缺血引起的疼痛,促进溃疡愈合,避免因肢体坏死而导致的截肢,提高生活质量。

糖尿病足治疗困难,但预防则比较有效。预防糖尿病足的关键点在于:定期检查患者是否存在糖尿病足的危险因素;识别出这些危险因素;教育患者及其家属和有关医务人员进行足的保护;穿着合适的鞋袜;去除和纠正容易引起溃疡的因素。具体详见《中国 2 型糖尿病防治指南(2020 年版)》。

第八章

糖尿病的中医药防治

一、概　述

糖尿病属中医"消渴病"等范畴,辨证方法包括:三消辨证、三型辨证(阴虚燥热、气阴两虚、阴阳两虚),分类辨证(脾瘅、消瘅),分期辨证(郁、热、虚、损)等。

二、糖尿病的中医药防治

糖尿病的中医药治疗,遵循辨证论治原则,采用药物和非药物等方法,发挥协同控糖、改善症状体征,防治并发症等作用(表2-22、表2-23)。

表 2-22 糖尿病及并发症常见证型及治疗

辨证分型	主要症状	常用汤剂	常用中成药
气阴两虚证	神疲乏力,气短懒言,口干饮饮等	生脉散合玉液汤	津力达颗粒、参芪降糖颗粒、消渴丸、天麦消渴片渴络欣胶囊(糖尿病肾气阴两虚兼血瘀证)
肝郁脾虚证	情志抑郁,胸胁胀痛,腹胀食少,便溏不爽等	逍遥散	无
湿热蕴结证	体胖身重,头重,口干黏腻,口苦口臭,大便黏腻不爽或秘结,小便黄赤等	葛根芩连汤合三仁汤	黄葵胶囊(糖尿病肾病湿热证)
气滞血瘀证	脘闷胀痛或窜痛,伴出血,皮肤或舌质发绀等	血府逐瘀汤	复方丹参滴丸(轻度、中度非增殖期糖尿病视网膜病变病气滞血瘀证)、木丹颗粒(糖尿病性周围神经病变气虚络阻证)
肝肾阴虚证	胸胁隐痛,腰膝酸软,眩晕耳鸣,目干瓢红,潮热盗汗,咽干口燥	杞菊地黄汤	芪明颗粒(单纯型 2 型糖尿病视网膜病变,肝肾不足,目络瘀滞证)

表 2-23　糖尿病及并发症的其他中医疗法

疗法	常用穴位／经络	适应证
针灸	足三里穴、三阴交穴、关元穴、脾俞穴、肾俞穴等	协同降糖、减重、改善周围神经病变等
耳穴贴压	耳穴：神门、皮质下、胰、内分泌等	协同降糖、改善失眠等
中药熏洗	中药熏洗手、足等部位	糖尿病周围神经病变、糖尿病足等
穴位贴敷	中药贴敷足三里穴、三阴交穴、涌泉穴、背俞穴等	糖尿病周围神经病变、便秘等
推拿按摩	足太阳膀胱经、任脉、足阳明胃经等部位	调整脏腑，疏通经络，减重、降糖等

三、中医参与健康管理

中医药融入糖尿病综合防治体系中，鼓励中医师与全科、专科医师、健康管理师等开展团队共管。

1. **体质辨识**　根据中医体质辨识，建立中医健康档案，制定个性化的教育和管理方案。

2. **食疗药膳**　山药、苦瓜、茯苓等药食同源类药物有助控糖；桑叶、麦冬、丹参、玉米须等代茶饮，兼有补水和调理作用。

3. **传统运动**　中国传统锻炼功法，如八段锦、易筋经、心身桩等，通过调节"形、息、意"，发挥预防保健作用，可改善糖脂代谢，提高生活质量。

4. **调畅情志**　太极拳等运动可改善心理状态。五音（音乐）疗法、疏肝解郁类中药可减轻抑郁、焦虑。

第九章

双向转诊标准

一、上转至二级及以上医院的标准

（一）诊断困难和特殊患者

1. 初次发现血糖异常，临床分型不明确者。
2. 妊娠和哺乳期妇女血糖异常者。

（二）治疗困难

1. 原因不明或经基层医生处理后仍反复发生低血糖者。
2. 血糖、血压、血脂长期治疗不达标者。
3. 血糖波动较大，基层医疗卫生机构处理困难者。
4. 出现严重降糖药物不良反应难以处理者。

（三）并发症严重

1. **糖尿病急性并发症**　严重低血糖或高血糖伴或不

伴有意识障碍（糖尿病酮症；疑似为 DKA、HHS 或乳酸性酸中毒）*。

2. 糖尿病慢性并发症（视网膜病变、肾脏病、神经病变、糖尿病足或周围血管病变）的筛查、治疗方案的制订和疗效评估在基层医疗机构处理有困难者。

3. 糖尿病慢性并发症导致严重靶器官损害需要紧急救治者［急性心脑血管病；糖尿病肾脏病导致的肾功能不全（eGFR<60mL·min^{-1}·1.73m^{-2}），或大量蛋白尿；糖尿病视网膜病变导致的严重视力下降；糖尿病外周血管病变导致的间歇性跛行和缺血性疼痛、糖尿病足溃疡或严重足畸形等］*。

*需紧急转诊。

（四）其他

医生判断患者需要上级医院处理的情况或疾病时。

二、转回基层医疗卫生机构的标准

1. 初次发现血糖异常，已明确诊断和确定治疗方案且血糖控制比较稳定。

2. 糖尿病急性并发症治疗后病情稳定。

3. 糖尿病慢性并发症已确诊、制定了治疗方案并评估疗效，且病情已得到稳定控制。

4. 其他经上级医疗机构医生判定可以转回基层医疗卫生机构继续治疗管理的患者。

第十章

糖尿病健康管理

一、随访管理服务记录表

2 型糖尿病患者随访管理服务记录表如表 2-24 所示。

表 2-24 2 型糖尿病患者随访管理服务记录表

姓名：

编号 □□□ - □□□□□

随访日期				
随访方式	1. 门诊 2. 家庭 3. 电话□	1. 门诊 2. 家庭 3. 电话□	1. 门诊 2. 家庭 3. 电话□	1. 门诊 2. 家庭 3. 电话□
症状	1 无症状 2 多饮 3 多食 4 多尿 5 视力模糊 6 感染 7 手脚麻木 8 下肢水肿 9 体重明显下降	□/□/□/□/ □/□/□/□ 其他	□/□/□/□/ □/□/□/□ 其他	□/□/□/□/ □/□/□/□ 其他	□/□/□/□/ □/□/□/□ 其他

续表

血压（mmHg）				
体重（kg）	/	/	/	/
体重指数（kg/m²）	/	/	/	/
体征　足背动脉搏动	1. 触及正常□ 2. 减弱（双侧　左侧　右侧） 3. 消失（双侧　左侧　右侧）	1. 触及正常□ 2. 减弱（双侧　左侧　右侧） 3. 消失（双侧　左侧　右侧）	1. 触及正常□ 2. 减弱（双侧　左侧　右侧） 3. 消失（双侧　左侧　右侧）	1. 触及正常□ 2. 减弱（双侧　左侧　右侧） 3. 消失（双侧　左侧　右侧）
其他				

续表

生活方式指导	日吸烟量（支/天）				
	日饮酒量（两/天）				
	运动	次/周 分钟/次	次/周 分钟/次	次/周 分钟/次	次/周 分钟/次
	主食（克/天）	次/周 分钟/次	次/周 分钟/次	次/周 分钟/次	次/周 分钟/次
	心理调整	1. 良好 2. 一般 3. 差 □	1. 良好 2. 一般 3. 差 □	1. 良好 2. 一般 3. 差 □	1. 良好 2. 一般 3. 差 □
	遵医行为	1. 良好 2. 一般 3. 差 □	1. 良好 2. 一般 3. 差 □	1. 良好 2. 一般 3. 差 □	1. 良好 2. 一般 3. 差 □

续表

辅助检查	空腹血糖值	_____ mmol/L	_____ mmol/L	_____ mmol/L	_____ mmol/L
	其他检查	糖化血红蛋白 A1c _____% 检查日期：___月___日	糖化血红蛋白 A1c _____% 检查日期：___月___日	糖化血红蛋白 A1c _____% 检查日期：___月___日	糖化血红蛋白 A1c _____% 检查日期：___月___日
服药依从性		1. 规律 2. 间断 3. 不服药 □	1. 规律 2. 间断 3. 不服药 □	1. 规律 2. 间断 3. 不服药 □	1. 规律 2. 间断 3. 不服药 □
药物不良反应		1. 无 2. 有 □	1. 无 2. 有 □	1. 无 2. 有 □	1. 无 2. 有 □
低血糖反应		1. 无 2. 偶尔 3. 频繁 □	1. 无 2. 偶尔 3. 频繁 □	1. 无 2. 偶尔 3. 频繁 □	1. 无 2. 偶尔 3. 频繁 □
此次随访分类		1. 控制满意 2. 控制不满意 3. 不良反应 4. 并发症 □	1. 控制满意 2. 控制不满意 3. 不良反应 4. 并发症 □	1. 控制满意 2. 控制不满意 3. 不良反应 4. 并发症 □	1. 控制满意 2. 控制不满意 3. 不良反应 4. 并发症 □

续表

用药情况	药物名称1			
	用法用量	每日　次　每次	每日　次　每次	每日　次　每次	每日　次　每次
	药物名称2			
	用法用量	每日　次　每次	每日　次　每次	每日　次　每次	每日　次　每次
	药物名称3			
	用法用量	每日　次　每次	每日　次　每次	每日　次　每次	每日　次　每次
	胰岛素	种类： 用法和用量：	种类： 用法和用量：	种类： 用法和用量：	种类： 用法和用量：
转诊	原因			
	机构及科别			
下次随访日期				
随访医生签名				

注：1mmHg=0.133kPa

156

二、初诊和年度评估表

初诊和年度评估表如表 2-25 所示。

表 2-25　初诊和年度评估表

一、疾病行为危险因素信息

A1	吸烟	1. 从不吸烟　2. 已戒烟　3. 吸烟 日吸烟量　平均 ____ 支,开始吸烟年龄 ____ 岁 戒烟年龄 ____ 岁
A2	饮酒	1. 从不 2. 偶尔 3. 经常（饮白酒量≥100mL,每周≥4次） 4. 每天（饮白酒量≥100mL）
A3	饮食情况	1. 荤素均衡 2. 荤食为主 3. 素食为主 4. 嗜盐 5. 嗜油 6. 嗜糖
A4	规律活动	1. 有 2. 无→ B1
A5-1	活动种类	1. 高强度活动（可引起呼吸急促或者心跳明显加快的活动,如搬运重物、挖掘、跑步、足球等） 2. 中等强度活动（可引起呼吸频率和心跳稍微增加的活动,如快步走、骑自行车、游泳、排球等） 3. 低强度活动（不符合以上两种强度的活动）

续表

A5-2	活动频次	_____ 次 / 周
A5-3	每次持续时间	_____min

二、并发症及并存临床情况

B1	并发症类型（可多选）	1. 糖尿病肾脏病 _____ 年 _____ 月 2. 视网膜病变和失明 _____ 年 _____ 月 3. 糖尿病神经病变 _____ 年 _____ 月 4. 糖尿病心脑血管病 _____ 年 _____ 月 5. 下肢血管病变 _____ 年 _____ 月 6. 糖尿病足 _____ 年 _____ 月 7. 酮症酸中毒 _____ 年 _____ 月 8. 高渗性高血糖状态 _____ 年 _____ 月 9. 糖尿病乳酸性酸中毒 _____ 年 _____ 月 10. 以上都无

三、体格检查和实验室检查信息

C1	身高（cm）	
C2	体重（kg）	
C3	踝肱指数测定	左侧：_____ 右侧：_____
C4-1	第一次测量收缩压（mmHg）	_____（达标 / 不达标）
C4-2	第一次测量舒张压（mmHg）	_____（达标 / 不达标）
C4-3	第二次测量收缩压（mmHg）	_____（达标 / 不达标）

续表

C4-4	第二次测量舒张压（mmHg）	＿＿＿＿＿（达标 / 不达标）
C4-5	第三次测量收缩压（mmHg）	＿＿＿＿＿（达标 / 不达标）
C4-6	第三次测量舒张压（mmHg）	＿＿＿＿＿（达标 / 不达标）
C4-7	平均收缩压（mmHg）	＿＿＿＿＿（达标 / 不达标）
C4-8	平均舒张压（mmHg）	＿＿＿＿＿（达标 / 不达标）
C5	空腹血糖（mmol/L）	测量方式：1. 末梢血 2. 血浆；数值＿＿＿（达标 / 不达标）
C6	餐后 2h 血糖（mmol/L）	测量方式：1. 末梢血 2. 血浆；数值＿＿＿（达标 / 不达标）
C7-1	总胆固醇（mmol/L）	
C7-2	甘油三酯（mmol/L）	
C7-3	高密度脂蛋白胆固醇（mmol/L）	
C7-4	低密度脂蛋白胆固醇（mmol/L）	
C8	尿白蛋白肌酐比值（mg/g）	
C9	血肌酐（μmol/L）	
C10	血尿酸（mmol/L）	
C11	糖化血红蛋白（%）	＿＿＿＿＿（达标 / 不达标）

续表

C12	糖化白蛋白（%）	_____
C13	尿常规	_____
C14	总胆红素（μmol/L）	_____
C15	天冬氨酸转氨酶（U/L）	_____
C16	丙氨酸转氨酶（U/L）	_____
C17	γ-谷氨酰转移酶（U/L）	_____
C18	心电图	_____
C19	足外观、足背动脉搏动	1. 未触及 2. 触及双侧对称 3. 触及左侧弱 4. 触及右侧弱 5. 触及左侧消失 6. 触及右侧消失 7. 未检测
C20	周围神经病变	1. 足部感觉（10g 尼龙丝）：_____ L：左足：（1）正常（2）减弱（3）消失 R：右足：（1）正常（2）减弱（3）消失 2. 足部震动觉（128Hz 音叉）：_____ L：左足：（1）正常（2）减弱（3）消失 R：右足：（1）正常（2）减弱（3）消失

续表

C21	视力检查	1. 裸眼视力：左眼 _____, 右眼 _____ 2. 戴眼镜视力：左眼 _____, 右眼 _____
C22	眼底检查	L: 左眼 1. 无明显视网膜病变 2. 轻度非增殖期视网膜病变 3. 中度非增殖期视网膜病变 4. 重度非增殖期视网膜病变 5. 增殖期视网膜病变 R: 右眼 1. 无明显视网膜病变 2. 轻度非增殖期视网膜病变 3. 中度非增殖期视网膜病变 4. 重度非增殖期视网膜病变 5. 增殖期视网膜病变
C23	眼部其他病变	1. 无 2. 白内障 3. 其他 ____

四、评估结果（初次）

D1	目前血糖控制情况	1. 达标　2. 未达标
D2	目前糖化血红蛋白控制情况	1. 达标　2. 未达标
D3	危险因素	数量 + 明细罗列
D4	并发症	数量 + 明细罗列

五、评估结果（年度）

E1	年度血糖控制评估情况	1. 达标　2. 未达标
E2	最近一次糖化血红蛋白评估情况	1. 达标　2. 未达标
E3	危险因素	1. 年初累计发生罗列 2. 年内发生罗列 3. 目前累计发生罗列 4. 年度变化情况（新增 ____ 减少 ____）
E4	并发症	1. 年初累计发生罗列 2. 年内发生罗列 3. 目前累计发生罗列 4. 年度变化情况（新增 ____ 减少 ____）

注：平均收缩压、舒张压和评估结果由信息系统自动给出，1mmHg=0.133kPa。本表仅涉及国家公共卫生服务规范健康体检表中糖尿病相关部分内容。

三、糖尿病前期人群的干预管理
（有条件地区）

（一）建档管理

对辖区内常住的糖尿病前期患者，应参照《国家基本公共卫生服务规范》建立居民电子健康档案，并进行针对性健康指导，告知应每半年检测 1 次血糖。有条件地区，应纳入糖尿病前期患者管理，开展随访管理与年度评估，评估后进行管理层级的必要调整。

（二）随访管理

1. **随访频度** 每半年 1 次,每年至少完成 2 次。
2. **随访内容** ①了解近半年内患者症状、生活方式、辅助检查结果、疾病情况及其用药情况;②检测血压、血糖,如伴有高血压、血脂异常等其他病症,应同时监测血脂情况;③对患者提出运动和合理营养建议;④建议患者每年进行 HbA1c 检测;⑤随访信息可参照填入 "2 型糖尿病患者随访管理服务记录表"。

（三）年度评估

建议在管的糖尿病前期患者每年进行 1 次糖尿病筛查评估。

评估内容:包括生活方式和健康状况询问、辅助检查结果评估以及健康指导等。

（四）调整管理

1. 年度评估时,如已明确诊断糖尿病或达到糖尿病诊断标准,则将 2 型糖尿病患者纳入慢性病患者健康管理,其他类型糖尿病及时转诊。

2. 年度评估如仍为糖尿病前期患者,则下一年度继续进行糖尿病前期患者管理。

3. 如年内血糖检测恢复正常水平,则可排除前期患者管理,对其进行健康指导,作为高危人群,建议其每年检测 1 次空腹血糖。

四、糖尿病并发症及
合并疾病的检查要求

糖尿病并发症及合并疾病的检查要求如表 2-26 所示。

表 2-26　糖尿病并发症及合并疾病的检查要求

检查项目	针对的并发症	针对的合并疾病	频率[b]
体重、身高		超重 / 肥胖	每月 1 次
腰围		超重 / 肥胖	每月 1 次
血压		高血压	每月 1 次
空腹 / 餐后血糖			每月 2 次（1 次空腹，1 次餐后）
糖化血红蛋白 A1c[a]			在治疗之初每 3 个月检测 1 次，一旦达到治疗目标可每 6 个月检查 1 次
尿常规	糖尿病肾脏病		每 6 个月 1 次
TC、HDL-C、LDL-C、TG		血脂异常	每年 1 次
尿白蛋白 / 尿肌酐[a]	糖尿病肾脏病		每年 1 次
血肌酐、尿素氮	糖尿病肾脏病		每年 1 次
肝功能		肝功能异常	每年 1 次

续表

检查项目	针对的并发症	针对的合并疾病	频率[b]
心电图	心脏、大血管并发症		每年1次
视力及眼底[a]	糖尿病视网膜病变		每年1次
足外观、足背动脉搏动	糖尿病足		每年4次
神经病变的相关检查	周围神经病变		每年1次

注：TC 为总胆固醇；HDL-C 为高密度脂蛋白胆固醇；LDL-C 为低密度脂蛋白胆固醇；TG 为甘油三酯；肝功能包括总胆红素、天冬氨酸转氨酶、丙氨酸转氨酶、γ-谷氨酰转移酶。

[a] 有条件的医疗机构开展；[b] 除身高、体重、腰围外检查异常者应适当增加检测频率。

五、糖尿病防治教育提纲

（一）糖尿病与自我管理概述

了解糖尿病相关知识；掌握自我管理知识和技能；解决问题能力及制订行动计划。

（二）血糖监测

学习自我血糖监测的方法；制订自我血糖监测计划；分析血糖监测结果。

（三）急性和慢性并发症

了解糖尿病急性并发症和慢性并发症常见诱因、典型症状和防治措施。

（四）饮食调节

了解饮食与健康的关系；掌握糖尿病患者饮食的原则；学会计算糖尿病患者的饮食量；制订自己的饮食计划。

（五）健康运动

了解运动的益处；选择适合自己的运动类型、运动量和运动强度；制订运动计划。

（六）糖尿病的用药

了解常用的降糖药物及糖尿病药物治疗的常见误区。

（七）处理负面情绪与掌握沟通技巧

了解常见的负面情绪；如何应对负面情绪的方法；学习沟通、交流的技巧。

（八）养成良好的生活习惯

了解行为改变理论；戒烟戒酒；养成良好的生活习惯；掌握增加自信心的技巧；获得科学的防治信息。

（九）中医体质与养生保健

了解中医体质，知道自己的体质类型，熟悉适合自己的四季养生方法,了解穴位按摩、足浴、食疗药膳等,自行开展可操作的中医养生保健技术和方法。

　　发挥中医药在改善临床症状、提高生活质量、防治并发症中的特色和作用,中西医相结合。

六、自我管理效能评估表

　　可推荐患者使用《自我管理效能评估表》如表 2-27 所示,进行全面评估,评估内容包括患者血糖控制、糖尿病并发症、自我管理效能等情况,以便针对性开展患者教育和自我管理支持。

表 2-27　自我管理效能评估表

对下面的每一个问题,请圈出能真实反映您现在完成这些日常任务的自信心的数字。	
您有多大的自信心您能够……	
1. 不让因患病所产生的疲劳影响您想做的事情?	毫无自信 1 2 3 4 5 6 7 8 9 10 完全自信
2. 不让因患病所引起的躯体的不舒服或疼痛影响您想做的事情?	毫无自信 1 2 3 4 5 6 7 8 9 10 完全自信
3. 不让因患病所引起的情绪低落影响您想做的事情?	毫无自信 1 2 3 4 5 6 7 8 9 10 完全自信
4. 不让您现有的任何其他症状或健康问题影响您想要做的事情?	毫无自信 1 2 3 4 5 6 7 8 9 10 完全自信
5. 管理您所患疾病所需要的各种任务和活动,以便减少您看医生的次数?	毫无自信 1 2 3 4 5 6 7 8 9 10 完全自信

6. 除遵医嘱服药以外，做一些其他的事（如注意饮食、加强锻炼）来降低因所患疾病对您日常生活的影响？

毫无自信 1 2 3 4 5 6 7 8 9 10 完全自信

"自我效能"评分：分为"症状管理自我效能"和"疾病共性管理自我效能"。

"症状管理自我效能"评分：取第 1、2、3、4 项选项的平均值，作为此变量评分（两项以上缺失，则此变量设为缺失），分数越高，则自我效能越高。

"疾病共性管理自我效能"评分：取第 5、6 项选项的平均值，作为此变量评分，分数越高，则自我效能越高

对下面的每一个问题，请圈出能真实反映您现在完成这些日常任务的自信心的数字。

您有多大的自信心您能够……

1. 每天在固定时间吃三餐？

毫无自信 1 2 3 4 5 6 7 8 9 10 完全自信

2. 每天吃固定量的东西（即使是和别人一起就餐也能遵守糖尿病饮食要求）？

毫无自信 1 2 3 4 5 6 7 8 9 10 完全自信

3. 当您饥饿的时候能为自己选择正确的食物（如选择点心）？

毫无自信 1 2 3 4 5 6 7 8 9 10 完全自信

4. 每天锻炼 30 分钟，每周锻炼 4~5 天？

毫无自信 1 2 3 4 5 6 7 8 9 10 完全自信

5. 避免在锻炼时出现低血糖？

毫无自信 1 2 3 4 5 6 7 8 9 10 完全自信

6. 当血糖过高或过低时知道怎么处理？

毫无自信 1 2 3 4 5 6 7 8 9 10 完全自信

续表

7. 知道在什么情况下应该去看病？	毫无自信 1 2 3 4 5 6 7 8 9 10 完全自信
8. 控制您的糖尿病使其不影响您想做的事情？	毫无自信 1 2 3 4 5 6 7 8 9 10 完全自信

第十一章

监测与评估

一、过程评估指标

（一）2型糖尿病患者健康管理任务完成率

按照地方卫生健康行政部门提出的2型糖尿病患者管理数量的目标任务要求，年度内已获得健康管理的人数比例。

2型糖尿病患者管理任务完成率＝年内已管理的2型糖尿病患者人数/年内2型糖尿病患者管理目标任务人数×100%

注：①"年内已管理"是指建立居民健康档案，并年内至少面对面随访过一次的2型糖尿病患者；②"管理目标任务人数"是指地方行政部门下达本辖区应管理的2型糖尿病患者任务目标人数。

参考提示：2型糖尿病患者年内管理目标任务人数的核定应以地方行政部门红头文件下发的本辖区应管理的2

型糖尿病患者目标任务为据。

（二）糖尿病前期患者健康管理率

年内已纳入管理的糖尿病前期患者人数占该区/县/机构糖尿病前期患者估算总数的比例。

糖尿病前期患者健康管理率 = 年内建档且年内至少随访1次并检测血糖的糖尿病前期人数/该地区糖尿病前期患者估算数 ×100%

（三）2型糖尿病患者基层规范管理服务率

已纳入基层健康管理的2型糖尿病患者，年度内获得符合规范要求服务的患者比例。

2型糖尿病患者基层规范管理服务率 = 在基层医疗卫生机构按照规范要求提供2型糖尿病患者健康管理服务的人数/年内辖区内已管理的2型糖尿病患者人数 ×100%

注：①在基层医疗卫生机构按照规范要求提供2型糖尿病患者健康管理服务的人数（人）：指从年初到统计时间点，在基层医疗卫生机构按照规范要求提供2型糖尿病患者健康管理服务的人数。其中按规范要求的界定：指从年初到统计时间点完成4次随访和1次健康体检即认为是规范管理。随访要求面对面。②年内辖区内已管理的2型糖尿病患者人数（人）：指从年初到统计时间点，接受过一次及以上随访的2型糖尿病患者人数。

（四）糖尿病患者 HbA1c 检测率

已纳入健康管理的2型糖尿病患者，年内至少检测过

1 次糖化血红蛋白的比例。

2 型糖尿病患者 HbA1c 检测率 = 年内检测过 HbA1c 检测的 2 型糖尿病患者人数 / 年内已管理的 2 型糖尿病患者人数 ×100%

（五）糖尿病患者并发症筛查率

已管理的糖尿病患者中年内接受过视网膜病变检查、足部检查（至少完成 10g 尼龙丝触觉检查及 128Hz 音叉震动觉检查），肾脏任意一项并发症检查的人数占年内纳入机构健康管理的糖尿病患者人数比例。

糖尿病患者并发症筛查率 = 年内接受过视网膜病变、足部检查或肾脏任意一项并发症检查的糖尿病患者人数 / 已管理的糖尿病患者人数 ×100%

二、效果评估指标

（一）糖尿病知晓率

流行病学调查确定的糖尿病人群中，在调查测量血糖前即知道自己患有糖尿病者（经过有资质的医疗机构或医生诊断）所占的比例。

糖尿病知晓率 = 明确知道被医疗机构或医生诊断过患有糖尿病者 / 调查确定的所有糖尿病患者总数 ×100%

（二）糖尿病患者管理人群年度血糖控制率

已纳入健康管理的 2 型糖尿病患者，血糖控制合格的比例。

糖尿病患者管理人群年度血糖控制率 = 年内纳入管理的糖尿病对象血糖控制合格人数 / 年内纳入管理糖尿病患者人数 ×100%

注：①评估血糖控制合格标准：年内管理的 2 型糖尿病患者中，最近一次 HbA1c 检测达标。如年内未检测 HbA1c，则血糖检测次数中 75% 及以上达标为血糖控制合格。②"年内已管理"是指建立居民健康档案，并年内至少面对面随访过 1 次的 2 型糖尿病患者。

血糖控制目标：HbA1c<7.0%（优先）；空腹血糖 4.4~7.0mmol/L（其次）；非空腹血糖 <10.0mmol/L（最后）。

附件 2-1　不同肾功能分期口服降糖药物的使用

药物类别	药物名称	eGFR/(mL·min⁻¹·1.73 m⁻²)				
		≥60	45~60	30~45	15~30	<15
双胍类	二甲双胍	绿	浅绿	红	红	红
磺脲类	格列本脲	绿	红	红	红	红
	格列美脲	绿	浅绿	红	红	红
	格列吡嗪	绿	浅绿	浅绿	红	红
	格列喹酮	绿	绿	绿	黄	黄
	格列齐特	绿	绿	绿	红	红
格列奈类	瑞格列奈	绿	绿	绿	绿	浅绿
	那格列奈	绿	绿	绿	绿	绿

174

续表

药物类别	药物名称	eGFR/(mL·min⁻¹·1.73 m⁻²)				
		≥60	45~60	30~45	15~30	<15
噻唑烷二酮类	吡格列酮	无须减量	无须减量	无须减量	无须减量	无须减量
	罗格列酮	无须减量	无须减量	无须减量	无须减量	无须减量
α-糖苷酶抑制剂	阿卡波糖	无须减量	无须减量	无须减量	禁止使用	禁止使用
	伏格列波糖	无须减量	无须减量	无须减量	禁止使用	禁止使用
DPP-4i	西格列汀	无须减量	无须减量	减量	减量	减量
	沙格列汀	无须减量	无须减量	减量	减量	减量
	维格列汀	无须减量	无须减量	减量	减量	减量
	利格列汀	无须减量	无须减量	无须减量	无须减量	无须减量
	阿格列汀	无须减量	无须减量	减量	减量	减量
SGLT-2i	达格列净	无须减量	无须减量	禁止使用	禁止使用	禁止使用
	恩格列净	无须减量	无须减量	禁止使用	禁止使用	禁止使用
	艾托格列净	无须减量	禁止使用	禁止使用	禁止使用	禁止使用
	卡格列净	无须减量	无须减量	禁止使用	禁止使用	禁止使用

注：■ 表示无须减量；■ 表示减量；■ 表示慎用；■ 表示禁止使用；DPP-4i 为二肽基肽酶Ⅳ抑制剂；SGLT-2i 为钠-葡萄糖协同转运蛋白 2 抑制剂；eGFR 为估算的肾小球滤过率。

附件 2-2 不同肾功能分期降压药物的使用

药物类别	药物名称	eGFR/(mL·min⁻¹·1.73 m⁻²)				
		≥60	45~60	30~45	15~30	<15
ARB	坎地沙坦	绿	绿	绿	黄	黄
	奥美沙坦	绿	绿	绿	绿	红
	缬沙坦	绿	绿	绿	红	红
	氯沙坦	绿	绿	绿	绿	绿
	替米沙坦	绿	绿	绿	红	红
	厄贝沙坦	绿	绿	绿	绿	黄
	依普沙坦	绿	绿	绿	绿	绿
ACEI	卡托普利	绿	绿	绿	绿	绿
	依那普利	绿	绿	绿	绿	绿
	福辛普利	绿	绿	绿	绿	绿
	培哚普利	绿	绿	绿	绿	绿
	雷米普利	绿	绿	绿	绿	红
	赖诺普利	绿	绿	绿	绿	绿
	贝那普利	绿	绿	绿	绿	绿
钙离子拮抗剂	硝苯地平控释片	绿	绿	绿	绿	绿
	硝苯地平缓释片	绿	黄	黄	黄	黄
	氨氯地平	绿	绿	绿	绿	绿

续表

药物类别	药物名称	eGFR/(mL·min⁻¹·1.73 m⁻²)				
		≥60	45~60	30~45	15~30	<15
钙离子拮抗剂	乐卡地平	无须减量	慎用	慎用	禁用	禁用
	地尔硫䓬	无须减量	慎用	慎用	慎用	慎用
	维拉帕米	无须减量	慎用	慎用	慎用	慎用
β受体阻滞剂	美托洛尔	无须减量	无须减量	无须减量	无须减量	无须减量
	比索洛尔	无须减量	无须减量	无须减量	减量	减量
	阿替洛尔	无须减量	减量	减量	减量	减量
	普奈洛尔	无须减量	无须减量	无须减量	无须减量	无须减量
	倍他洛尔	无须减量	无须减量	无须减量	减量	减量
	卡维地洛	无须减量	减量	无须减量	无须减量	无须减量
利尿剂	呋塞米	无须减量	无须减量	无须减量	无须减量	无须减量
	氢氯噻嗪	无须减量	无须减量	无须减量	慎用	慎用
	吲达帕胺	无须减量	无须减量	无须减量	禁用	禁用
	螺内酯	无须减量	慎用	慎用	慎用	慎用
α受体阻滞剂	特拉唑嗪	无须减量	无须减量	无须减量	无须减量	无须减量
	多沙唑嗪	无须减量	无须减量	无须减量	无须减量	无须减量

注：■表示无须减量；■表示减量；■表示慎用；■表示禁止使用；ARB为血管紧张素Ⅱ受体阻滞剂；ACEI为血管紧张素转化酶抑制剂；eGFR为估算的肾小球滤过率。

附件 2-3　不同肾功能分期调脂药物的使用

药物名称	eGFR/ (mL·min^{-1}·1.73 m^{-2})				
	≥60	45~60	30~45	15~30	<15
普伐他汀					
氟伐他汀					
辛伐他汀					
阿托伐他汀					
非诺贝特					
苯扎贝特					
吉非罗齐					
依折麦布					
阿昔莫司					

注：■表示无须减量；■表示减量；■表示慎用；■表示禁止使用；eGFR 为估算的肾小球滤过率。

参考文献 2

[1] 葛均波,徐永健,王辰.内科学(第9版)[M].北京:人民卫生出版社,2018.

[2] 国家卫生健康委疾病预防控制局.中国居民营养与慢性病状况报告(2020年)[M].北京:人民卫生出版社,2021.

[3] 中国疾病预防控制中心,中国疾病预防控制中心慢性非传染性疾病预防控制中心.中国慢性病及危险因素监测报告2018[M].北京:人民卫生出版社,2021.

[4] 国家基层糖尿病防治管理办公室,中华医学会糖尿病学分会.中国糖尿病健康管理规范[M].北京:人民卫生出版社,2020.

[5] STRATTON IM, ADLER AI, NEIL HA, et al. Association of glycaemia with macrovascular and microvascular complications of type 2 diabetes (UKPDS 35): prospective observational study [J]. BMJ, 2000, 321(7258): 405-412.

[6] HOLMAN RR, PAUL SK, BETHEL MA, et al. 10-year follow-up of intensive glucose control in type 2 diabetes[J]. N Engl J Med, 2008, 359(15): 1577-1589.

[7] 中华医学会糖尿病学分会,国家基层糖尿病防治管理办公室.国家基层糖尿病防治管理指南(2022)[J].中华内科杂志,2022,61(3):249-262.

[8] 中华医学会糖尿病学分会.中国2型糖尿病防治指南(2020年版)[J].中华糖尿病杂志,2021,13(4):315-409.

[9] World Health Organization, International Diabetes Federation. HEARTS D: Diagnosis and management of type 2 diabetes[R/OL]. (2020-04-22)[2022-01-19]. https://www.who.int/publications/i/item/who-ucn-ncd-20.1.

[10] 国家卫生健康委医政医管局.县域糖尿病分级诊疗技术方案[S/OL].(2022-01-26)[2022-04-25]. http://zs.kaipuyun.cn/s.

[11] 国家卫生部.医疗机构便携式血糖检测仪管理和临床操作规

范(试行)[S].(2010-12-30)[2022-04-29].

[12] 中华医学会糖尿病学分会.中国血糖监测临床应用指南(2021年版)[J].中华糖尿病杂志,2021,13(10):936-948.

[13] 中国老年学和老年医学学会心脑血管病专业委员会,中国医师协会心血管内科医师分会.老年高血压的诊断与治疗中国专家共识(2017版)[J].中华内科杂志,2017,56(11):885-893.

[14] LEVEY AS, STEVENS LA, SCHMID CH, et al. A new equation to estimate glomerular filtration rate [J]. Ann Intern Med, 2009, 150(9):604-612.

[15] 国家卫生和计划生育委员会办公厅,国家中医药管理局办公室.关于做好高血压、糖尿病分级诊疗试点工作的通知[S].(2015-11-17)[2022-04-28]. http://www.natcm.gov.cn/yizhengsi/gongzuodongtai/2018-03-24/2700.html#:~:text=%E4%B8%BA%E8%B4%AF%E5%BD%BB%E8%90%BD%E5%AE%9E%E3%80%8A%E5%9B%BD%E5%8A%A1,%EF%BC%89EF%BC%8C%E8%AF%B7%E5%8F%82%E7%85%A7%E6%89%A7%E8%A1%8C%E3%80%82.

[16] 国家卫生计划生育委员会.国家基本公共卫生服务规范(第三版)[S/OL].(2017-03-28)[2022-04-25]. http://www.nhc.gov.cn/ewebeditor/uploadfile/2017/04/20170417104506514.pdf.

[17] 财政部,国家卫生健康委.关于下达2021年基本公共卫生服务补助资金预算的通知[S/OL].(2021-04-10)[2022-04-25]. http://sbs.mof.gov.cn/zxzyzf/ggwsfwbzzj/202105/t20210519_3704742.htm.

[18] 中华医学会肾脏病学分会专家组.糖尿病肾脏疾病临床诊疗中国指南[J].中华肾脏病杂志,2021,37(3):255-304.

[19] 中华医学会糖尿病学分会微血管并发症学组.中国糖尿病肾脏疾病防治临床指南[J].中华糖尿病杂志,2019,11(1):15-28.